目 录

四. 生活习惯篇 ——我的牙齿白又亮

五. 常见问题篇 ——关于牙齿的十万个为什么

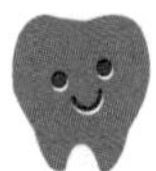

序　言

牙齿伴随人的一生，既关乎美观，更关乎健康，牙齿的重要性越来越受到社会广泛关注，其中最上心的莫过于初为人父母了。但是面对一些传统观念和做法，以及各种新媒体新渠道充斥的各种口腔保健信息，年轻的父母们由于缺乏口腔卫生保健的基本常识，在如何呵护儿童口腔健康、合理选择利用口腔医疗保健资源的问题上，常常会陷入一些“迷糊、无奈”的境地，“选择哪种牙刷才好呢？”“含氟牙膏安全吗？”“到底要不要参加学校的涂氟活动？”等等，甚至误入“误解、误区”，比如“小孩子牙齿反正要换的，蛀坏了不补也没关系”“牙病不危及生命，不用大惊小怪”“口对口给小孩喂食老一辈都是这么做的，也没什么不好”，最后轻则贻误孩子的最佳治疗时期，重则可能造成难以挽回的遗憾。

牙齿对于儿童健康成长的重要性，在于不但能够帮助咀嚼食物吸收营养，有助于语言学习和智力发展、促进容貌端正友善人际交往，更重要的是对促进全身健康有着重要作用。2007 年世界卫生组织确定的口腔健康标准包括：“无口腔颌面部慢性疼痛、口咽癌、口腔溃疡、先天性缺陷如唇腭裂、牙周疾病、龋病、牙齿丧失以及影响口腔的其他疾病和功能紊乱”，按照世界卫生组织这项标准，呵护口腔健康依然是任重道远。循证医学研究证据表明：龋病、牙周疾病等口腔慢性感染会增加心脏、肾脏和关节疾病的发生概率，甚至是造成早产儿和低体重新生儿的高危因素；反过来全身疾病也会影响口腔健康，比如贫血性的舌炎、血友病引起的牙龈出血、糖尿病并发的牙周炎、艾滋病引发的口腔黏膜感染等口腔疾病。因此，认识口腔健康与全身健康、口腔健康与儿童身心健康成长的相互关系，强化“口腔保健从小做起”的观念非常重要，甚至“从小”这一观念可以前推到孕期，因为母亲孕育孩子的过程，将对孩子一生的口腔健康和全身健康至关重要。

国家卫计委发布的 2015 年第四次全国口腔健康流行病学调查报告显示，我国 5 岁儿童乳牙患病率 70.90%，比 10 年前上升了 5.8%，12 岁恒牙患龋率 34.50%，比 10 年前上升了 7.8%。儿童口腔保健问题越来越引起政府和社会各界重视。呵护口腔健康需要抓早抓小、从孕妇做起，这是口腔卫生保健一个新的重要认识，因为无论是乳牙还是恒牙，其生长发育和替换期都在孕期和儿童时期完成，任何不利因素都有可能影响口腔健康发育和生长，甚至影响将是终生的。应中国中福会出版社姜怡雯编辑的邀请，本人将育儿口腔保健 70 个常见问题，分别以“认知篇”“保健篇”“诊疗篇”“生活习惯篇”“常见问题篇”五个小专题，图文并茂、深入浅出，予以通俗易懂的讲述，期望这些知识能够对帮助家长、幼儿园保育员和学校老师树立科学的口腔育儿观，促进儿童口腔健康产生积极作用。

衷心祝愿每一位儿童能够笑口常开，健康快乐地成长！

李存荣

2018 年 7 月

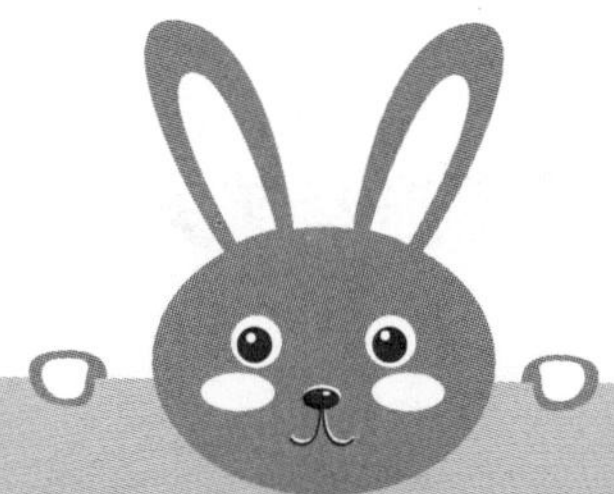

认知篇

哇，牙齿

01 口腔具有哪些重要的组织结构

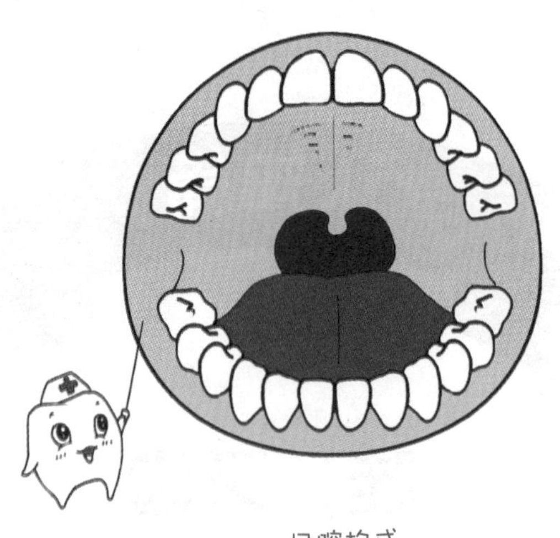

口腔构成

口腔，是由牙齿、颌骨、嘴唇、面颊、上腭（俗称“天花板”）、舌头、口底、唾液腺等重要组织器官组成，它是上消化道的起端。当张开嘴巴时，可以看到口腔由（1）排成上下两排牙齿的牙列（2）支撑牙齿排列的牙槽骨（3）覆盖于牙颈部及牙槽骨的呈现粉红色黏膜的牙龈（4）舌头（5）上腭（6）口底（7）以及外侧的上下两片嘴唇（8）面颊等组织所构成。

02 口腔具有哪些重要的生理功能

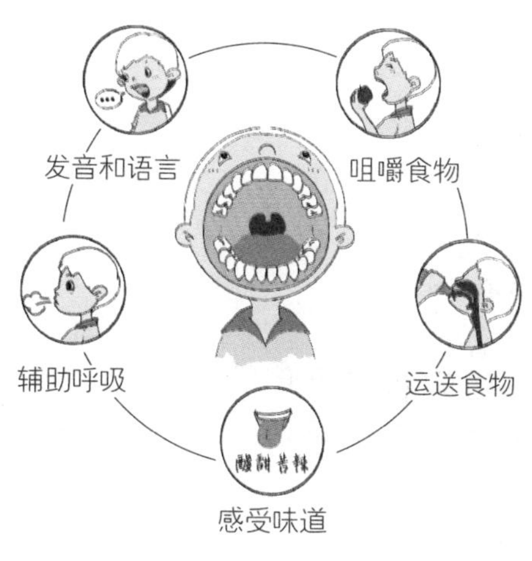

口腔生理功能

口腔中牙齿的主要生理功能是咀嚼食物，有助面部发育和容貌端正；唇和舌主要生理功能是吮吸、运送食物及辅助吞咽；三对大唾液腺（腮腺、颌下腺、舌下腺）以及遍布口腔内黏膜下的无数小黏液混合成的唾液，主要生理功能是润滑口腔黏膜和食物，通过唾液中的淀粉酶对食物进行初步糖化；舌体上有多种感觉感受器，味觉感受器可辨别食物的味道，感受酸、甜、苦、辣和麻的味道，其他感受器可辨别冷热和机械刺激等；通过嘴唇、舌头、牙齿和上腭的有机协调动作，对儿童准确清晰地发出语音起着非常重要的作用；口腔通过口呼吸起着辅助呼吸的作用，尤其是在鼻腔发生阻塞，呼吸不畅的情况下。

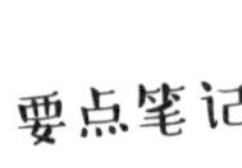

要点笔记

口腔的生理作用：

1. 咀嚼食物。
2. 运送食物及辅助吞咽。
3. 润滑口腔黏膜和食物。
4. 辨别食物的味道。
5. 发音。
6. 辅助呼吸。

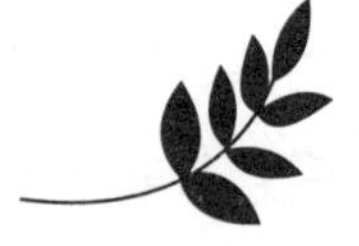

03 牙齿由哪几部分组织组成

牙齿组织：从外观上看，由牙冠、牙根、牙颈3个部分组成；

（1）牙体暴露于口腔的部分称为牙冠。表层由半透明高度钙化的牙釉质覆盖，是人体最坚硬的组织；中层由牙本质构成，富有神经末梢；内层为牙髓腔，充满神经、血管和淋巴。

（2）埋藏于牙槽骨内的部分称为牙根，其表面是牙骨质、中层为牙本质、内层为牙髓组织。通过其末端根尖孔与全身血管神经和淋巴相连接。

（3）牙冠与牙根交界处呈一弧形环线部分称为牙颈。

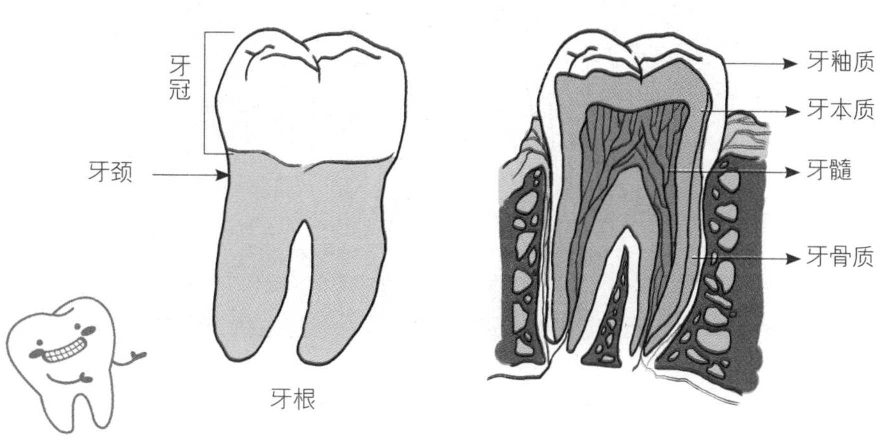

牙齿组织

04 牙周由哪些组织结构

牙周组织由牙龈、牙周膜、牙骨质和牙槽骨组成，牙周组织构成了一个功能系统，将牙齿牢固地附着于牙槽骨，承受咬殆力，同时使口腔黏膜与牙体硬组织间呈现一个良好的封闭状态。

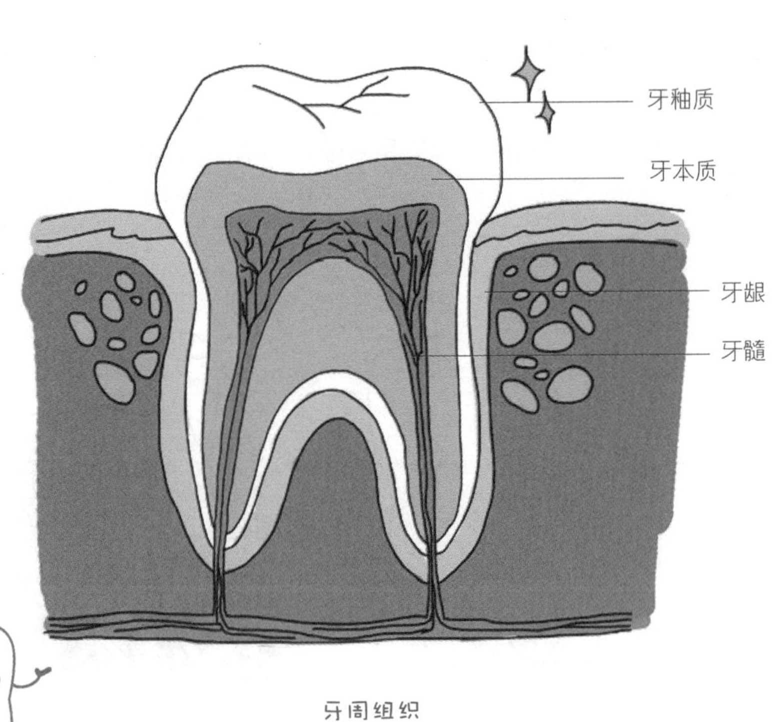

牙周组织

（1）牙龈是覆盖于牙槽突表面和牙颈部周围的口腔黏膜上皮及其下方的结缔组织。正常呈粉红色紧贴牙颈部，它是健康牙龈的特征。

（2）牙周膜也称为牙周韧带，是围绕牙根并连接牙根和牙槽骨的致密结缔组织，它与牙龈的结缔组织相延续。主要成分是胶原构成的五组主纤维，一端埋入牙骨质内，另一端埋入牙槽骨，从而将牙齿悬吊固定在牙槽窝内。

（3）牙骨质覆盖于牙根表面，硬度类似骨。具有使牙齿稳固于牙槽窝内，承受和传递咬殆力的作用，还参与牙周病变的发生和修复过程，新生牙骨质来源于牙周膜，故称为牙周组织的组成部分之一。

（4）牙槽骨是上下颌骨包围和支持牙根的部分，容纳牙根的窝称为牙槽窝。牙槽骨是全身骨骼系统中代谢和改建最活跃的部分，起到承受咬殆力的作用。

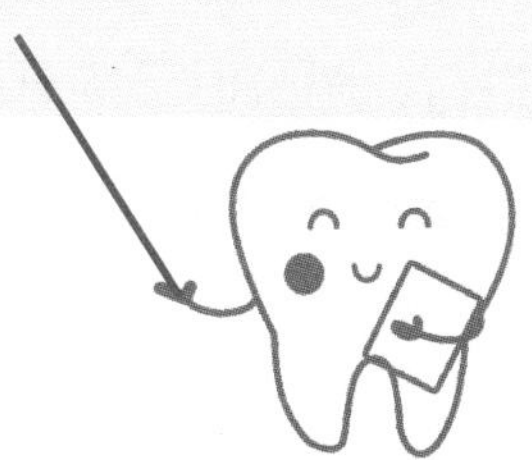

05 牙齿是怎样生长发育的

人类牙齿属二生齿类，与人体其他器官一样，也是从胚胎发育而来。先发育的是牙体小、牙数少、咀嚼功能较低的乳牙，以后再替换为牙体大、牙数多、咀嚼功能强大的恒牙，整个发育时间跨度大约需要 20 年。

在胚胎第 6 周左右，由外胚叶来的口腔上皮细胞开始增殖形成牙板，以后继续增殖膨大形成牙蕾，此为牙齿发育的最早现象，以后逐渐生长发育为牙胚，也称为造牙组织。牙胚的外胚层形成牙釉质，间叶形成牙本质、牙骨质、牙周膜、牙槽骨、牙髓。上下颌骨各有 10 个乳牙胚，以后就发育形成上下各有 10 个乳牙，共有 20 个乳牙。恒牙的发育比乳牙晚一些，在胎儿第 5 个月时，在 20 个乳牙胚的深部靠舌侧恒牙胚开始发生，每个恒牙胚发生时间不一，一直延续到出生后 3 ~ 4 年，以后发育形成上下颌骨各有 14 ~ 16 个恒牙，共有 28 ~ 32 个恒牙。

牙齿的生长发育大致分为牙胚形成、开始钙化、牙冠形成和牙根形成四个阶段。乳牙的牙胚形成、开始钙化是在胚胎期进行，部分恒牙的牙胚形成（包括中切牙、侧切牙、尖牙和第一恒磨牙）也是在胚胎期进行。

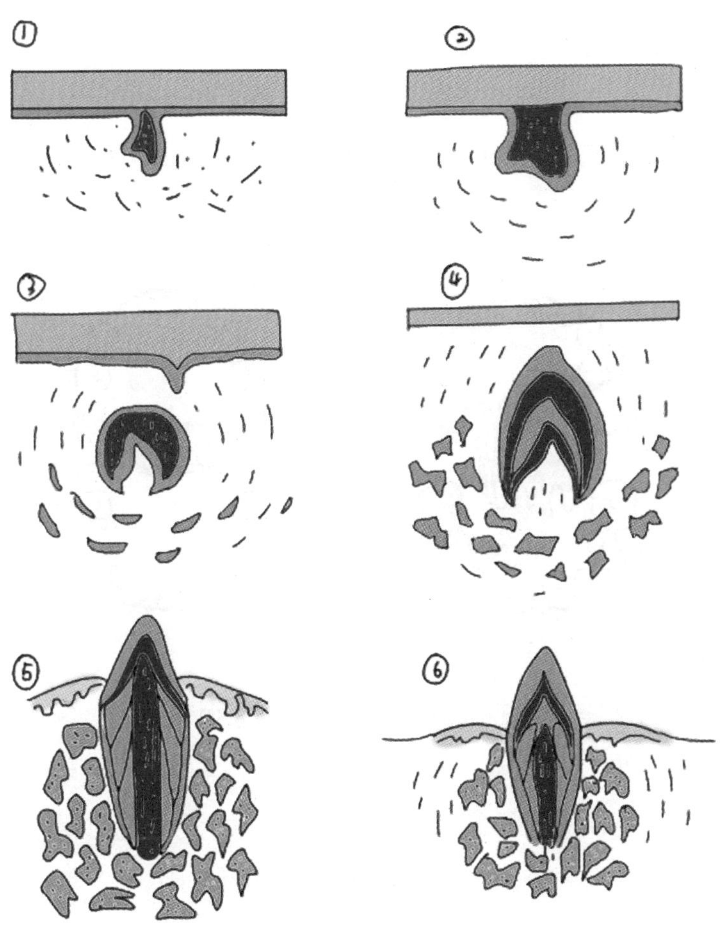

牙齿生长发育

06 人的一生会有几副牙齿

人的一生会有两副牙齿：一副叫乳牙，另一副叫恒牙。乳牙共有 20 个，上下左右各 5 个。出生后 6 个月左右开始萌出，到 2.5 岁左右乳牙全部出齐。恒牙共有 28 ~ 32 个，上下左右各 7 ~ 8 个。

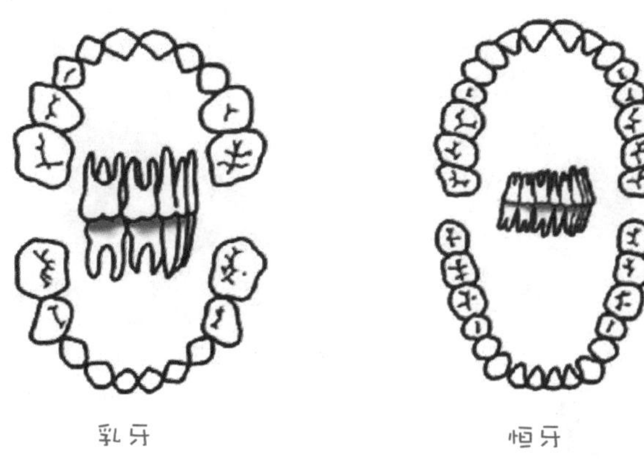

乳牙　　恒牙

牙齿按照一定的位置排列在牙槽骨上组成牙列，牙列形似弯曲的弓形，所以称为牙弓。位于上颌的牙列称为上牙弓，位于下颌的牙列称为下牙弓，牙弓在维护各个牙齿在颌骨中的稳固性、提供最大咬力方面，有着重要的生理作用。

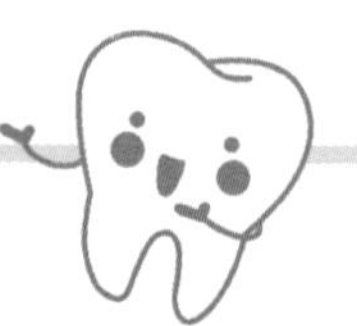

07 牙齿的形状和作用

无论乳牙还是恒牙，每个牙齿的形态和大小长得都不一样。这种差异是人类在长期进化过程中逐渐形成的，不同牙齿的形态和大小发挥不同的生理功能。

中切牙（大门牙）、侧切牙（小门牙）位于口腔正中，犹如口腔的四扇大门，俗称大门牙和小门牙。切牙形如铲状，具有切割食物的作用，能把整块食物切开咬断。

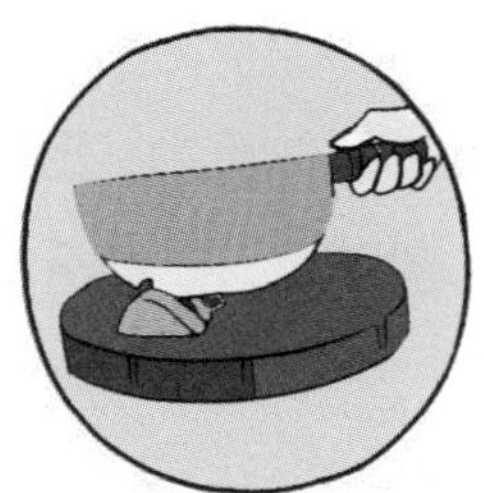
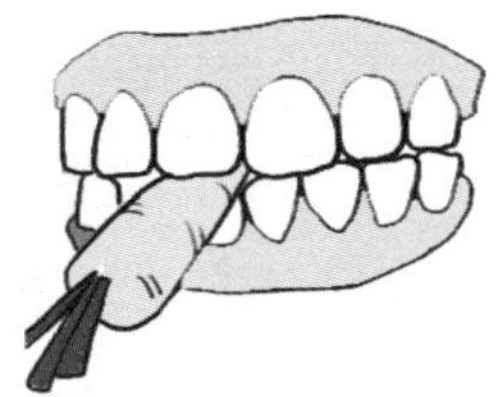

切牙

尖牙位于牙列中线两旁，在牙齿切端上有一个明显而突出的牙尖，故称尖牙，俗称虎牙或犬齿。尖牙具有撕裂食物的作用，有些食物使用切牙切断很费力，往往需要借助尖牙的功能去撕碎食物。尖牙牙体粗壮，牙根也是牙齿中最长的一颗，位于口角处，对支持面部外形起着很重要的作用，如果尖牙缺失，嘴角往往会出现塌陷或瘪嘴的情况；双尖牙位于尖牙后面的牙位上，因该牙齿咬𬌗面有颊侧和舌侧两个尖牙，故称双尖牙，具有把食物捣碎和参与研磨的作用。

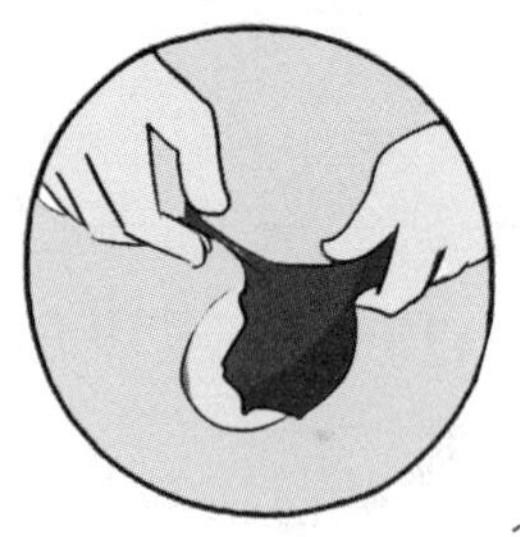
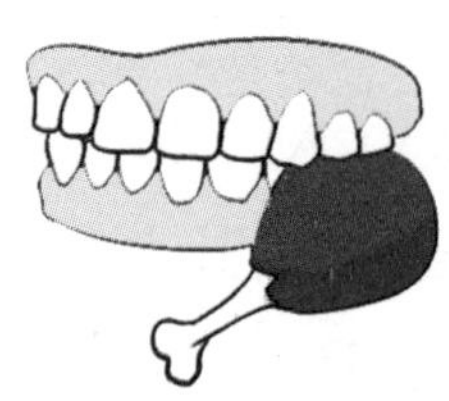

尖牙

磨牙位于双尖牙后面的牙位上，牙体宽大，形状复杂，颌面上有 4 ～ 5 个牙尖，犹如磨盘，故称磨牙。磨牙可以把切牙咬下来或尖牙撕下来的食物进行研磨，是咀嚼食物的重要牙齿。磨牙缺失将会明显影响咀嚼能力，嚼不碎食无味。

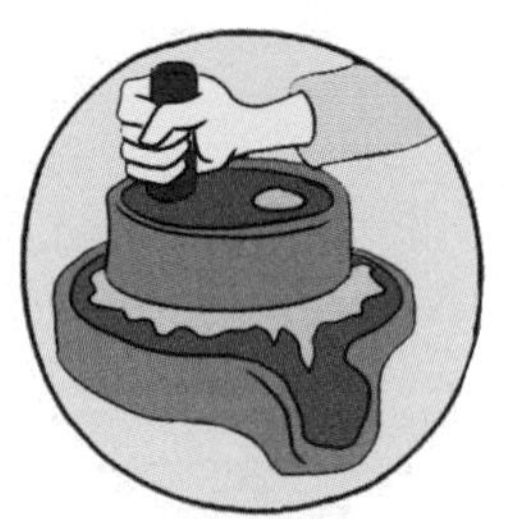
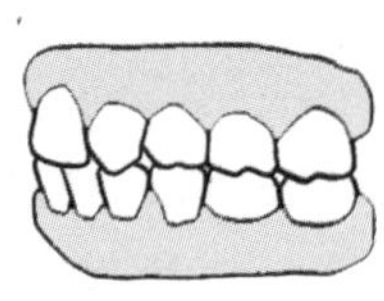

磨牙

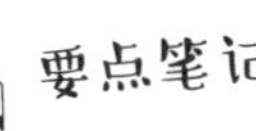

要点笔记

牙齿形状和作用：

切牙：切断食物

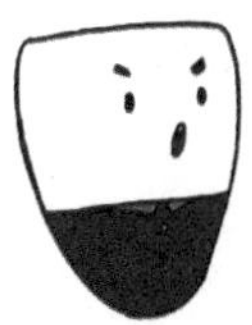

尖牙：撕裂食物

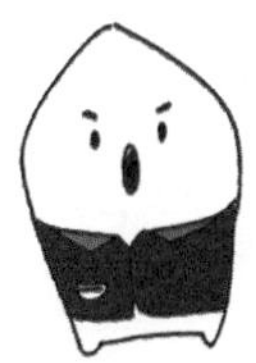

磨牙：磨碎食物

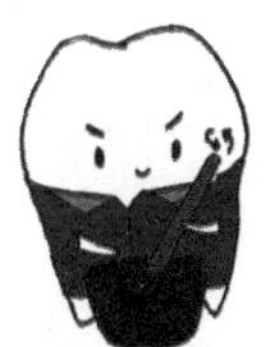

我的笔记

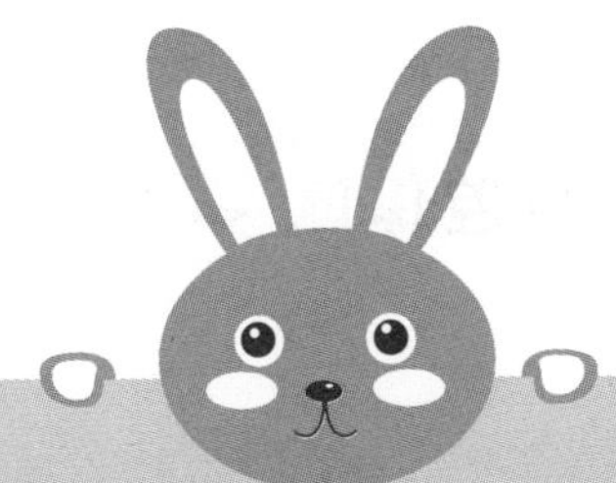

保健篇

哎哟，我的牙

01 孕妇口腔保健

（1）有必要从备孕期就关注口腔健康吗

俗话说“病从口入”，越来越多医学科学证据表明，口腔既是人体的重要器官之一，也是影响全身健康的窗口和通道。常见的龋病和牙周疾病若不能及时诊疗，严重时有可能会引发心脏病、糖尿病等全身性疾病。流行病学研究发现，患有口腔疾病的准妈妈更有可能孕育早产儿或低出生体重儿；研究还发现，如果孕妇口腔中致龋菌数量多（主要是变形链球菌、乳酸杆菌属、放线菌）并有龋齿定植，那新出生的婴儿嘴里就会更容易有致龋菌定植，今后易产生龋齿，这就是致龋菌的母婴传播造成的现象。

所以口腔医生给出的建议是：要树立口腔健康是孕育健康婴儿的新观念。孕前应该主动去医院接受口腔健康检查，建立个人口腔健康档案，早期发现口腔疾病并及时处理各种隐患。

妊娠期是女性的一个特殊生理时期，由于激素水平改变的作用，使得牙龈的血管扩张，又在牙菌斑中的细菌代谢的毒素刺激下，牙龈极易出血，出现“妊娠期龈炎”。研究表明大约有三成多的孕妇会发生妊娠期龈炎，但事实上若提前做好牙周

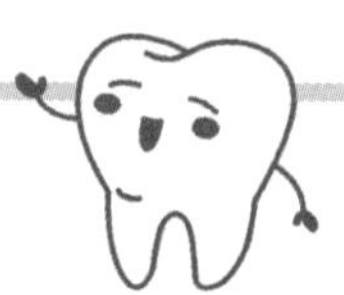

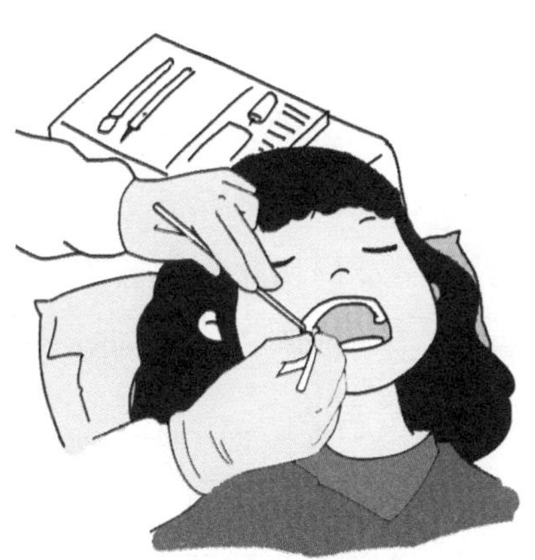

主动接受口腔健康检查

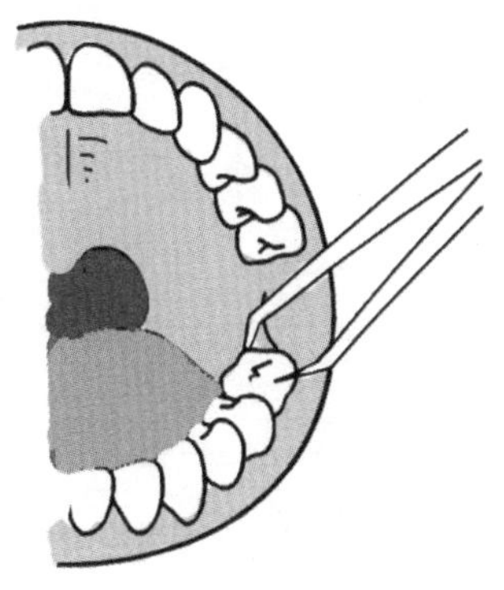

拔除阻生牙

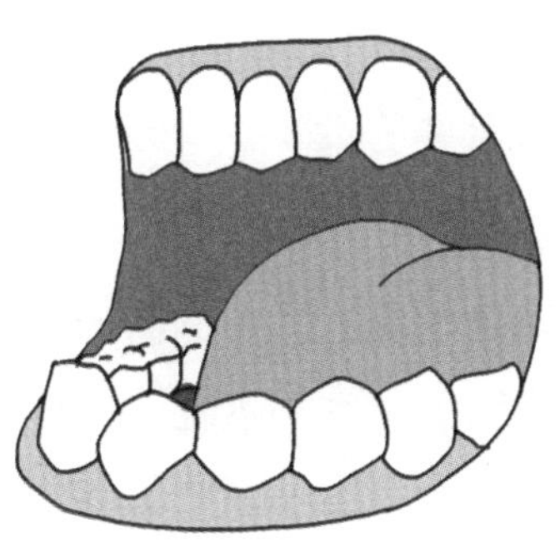

预防妊娠期龈炎

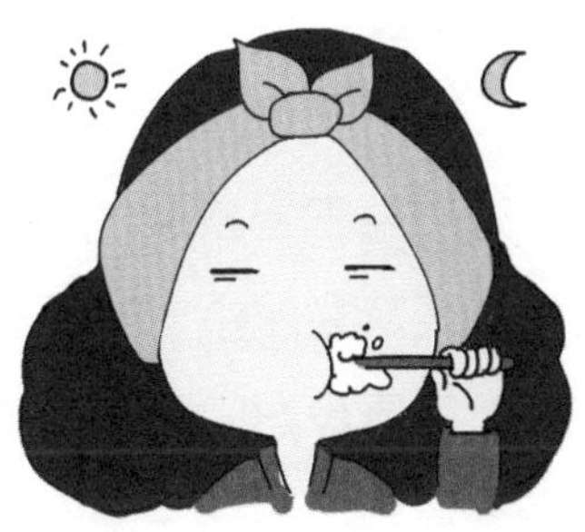

早晚清洁

护理，去除牙菌斑和牙结石，妊娠期龈炎的发生率可控制到1%以下。还要优先考虑拔除第三恒磨牙（俗称阻生牙、智齿或尽根牙），因为若是孕期发生由阻生牙引发的面部肿胀、剧痛、张口困难及发热等症状，不宜使用抗生素治疗，且妊娠期原则上也不宜手术，孕妇在这种情况下只能硬生生忍受反复发作的阻生牙病痛，显然这会给胎儿的正常发育带来极其不利的影响，因此在孕前检查并在必要情况下拔除阻生牙。孕期更要注意口腔清洁，坚持做到早晚刷牙，进食后漱口，预防龋齿的发生。妊娠早期反应引起的呕吐，可导致胃酸反流到口腔，孕中后期容易感到饥饿，进食次数增多，大量食物残渣滞留在口腔内，造成口腔内环境酸度增加，这些都成为了引发龋齿的危害条件。

（2）孕妇的口腔健康对胎儿有哪些影响

妊娠期由于激素分泌和代谢水平的变化，饮食和口腔卫生习惯也随之会发生一些改变，加之体能消耗产生的精神倦怠等因素，使得孕妇口腔自洁能力、咀嚼消化能力下降，口腔卫生状况变得更加糟糕一些。伴随孕妇口腔健康水平下降产生的口腔炎症和疼痛又会降低孕妇的食欲和咀嚼消化能力，影响各种营养物质的摄入，可能会影响胎儿的正常生长发育，包括胎儿的牙齿发育和钙化。研究表明，孕妇牙周疾病与发生早产和新生儿低体重关系密切，患有严重牙龈炎的孕妇，其牙龈炎的细菌可通过胎盘感染胎儿，具有引发早产的危险；患重症牙周炎的孕妇可能引起的早产和新生儿低体重的危险率是正常孕妇的7.5倍，大于吸烟、饮酒对新生儿低体重的影响。

因此孕妇更应该注意自我口腔保健，重点做好以下三件事：第一，尽量多吃一些富含纤维素的食物，如瓜果蔬菜、禽蛋鱼肉等，补充维生素和钙类物质。第二，每天做到早晚刷牙，吃东西后漱口，尽量减少食物残渣滞留口腔。第三，选用毛软有弹性的磨毛牙刷和防龋、清热消炎的牙膏刷牙，刷牙目的既要清洁牙齿，又要按摩牙龈，以减少食物残渣和改善牙龈血液循环。第四，每三个月定期口腔检查，发现牙病及时诊疗，如有缺牙也应及时镶牙，增加牙齿间相互支撑力和咀嚼能力。

（3）孕妇营养对胎儿口腔健康有影响吗

在现实生活中，也有不少孕妇并不在意或并不懂得营养对胎儿牙齿发育的重要性，往往孩子出生后轻则牙齿钙化不良或釉质发育不全，容易发生龋齿，重则甚至会出现牙齿错𬌗畸形、唇裂或腭裂等情况，此时发觉为时已晚，追悔莫及。

有一种误解认为，孩子的牙齿是出生后才长出来的，与孕期无关，其实从胚胎第二个月起乳牙牙胚就开始发生，出生前乳牙大部分牙冠已完成钙化，到3岁以后，乳牙牙根才完全形成；在胚胎第5个月起，恒牙牙胚也开始发生，绝大部分恒牙是在出生后到8岁左右完成钙化，只有第二恒磨牙和第三恒磨牙是在出生后牙胚才开始发生，历经十多年才完成钙化。

牙齿在生长发育中需要大量营养，而且不同组织所需营养各不相同。一般人总认为钙质是牙齿发育的唯一营养物质，其实也不是那么简单。蛋白质对形成良好的牙齿基质意义重大，维生素A、C、D与牙齿和颌骨的形成关系密切，钙、磷、镁对牙齿和骨的形成也很重要。

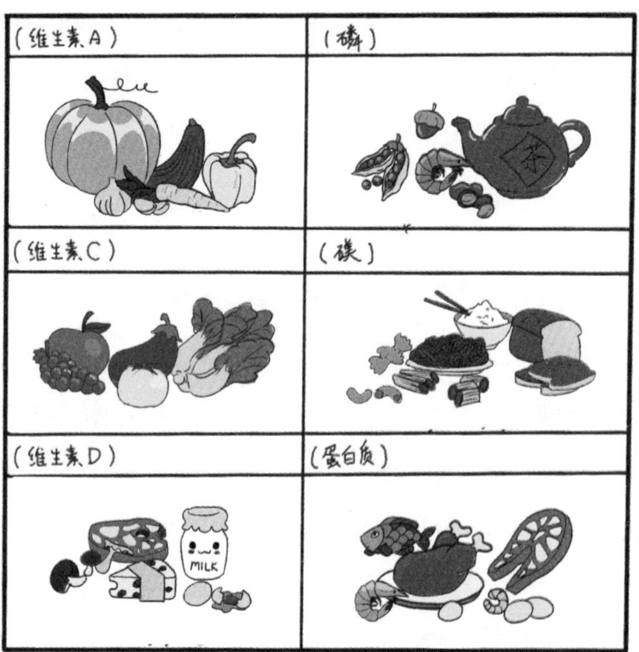

有利于牙齿生长发育的食物

（4）孕期拍摄口腔 X 光牙片对胎儿有影响吗

一般来说拍摄口腔 X 光片不会对胎儿造成危险，因为拍摄口腔 X 光牙片的照射剂量通常都是很低的，照射部位是嘴巴里的牙齿，射线是直线照射在牙齿上，离孕妇腹中胎儿距离还比较远，当然口腔医生也会为孕妇做好规范的防护措施，确保胎儿安全，因此孕妇是可以放心的。

尽管如此，选择孕期口腔疾病治疗最佳时期还是非常必要的。一般在怀孕 3 个月以内和 7 个月以后不建议诊治牙病，怀孕 4 ~ 6 个月相对来说是安全期，但也有必要在严格防护措施的情况下拍摄 X 光牙片。

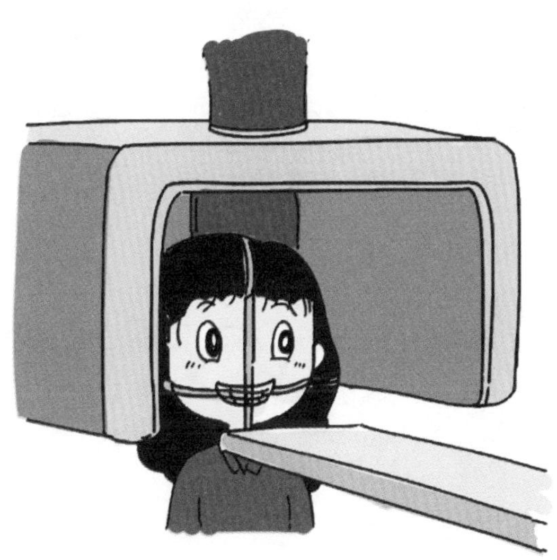

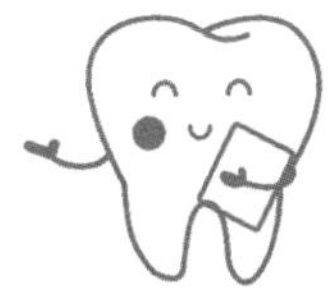

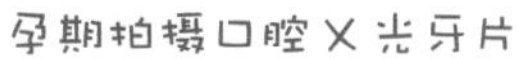

孕期拍摄口腔 X 光牙片

（5）孕期有哪些常见的口腔疾病

① 妊娠期牙龈炎

妊娠本身不会引起牙龈炎，妊娠期间雌激素分泌水平的增高，加重了原有牙龈的慢性炎症，使得牙龈的毛细血管扩张、淤血、渗出增多，加重了炎症反应，一般在妊娠第 2 ～ 3 个月可出现症状，可发生于个别牙齿，也可发生于全口牙龈。前牙区重于后牙区，牙龈呈鲜红或暗红色，轻触极易出血，有时还有自发出血的情况。分娩后可自行减轻或消退。

② 龋齿（蛀牙）

由于妊娠反应引起的呕吐，加上孕妇一般喜食酸甜食物，使得口腔微环境呈现酸性，大大增加牙齿被酸蚀的风险，再加上怀孕容易感觉饥饿和疲倦，导致进食次数增加，食物残屑滞留口腔的机会和时间都增多，又懈怠了口腔清洁，为细菌发酵产酸提供了有利条件，进而腐蚀牙齿，产生龋齿。

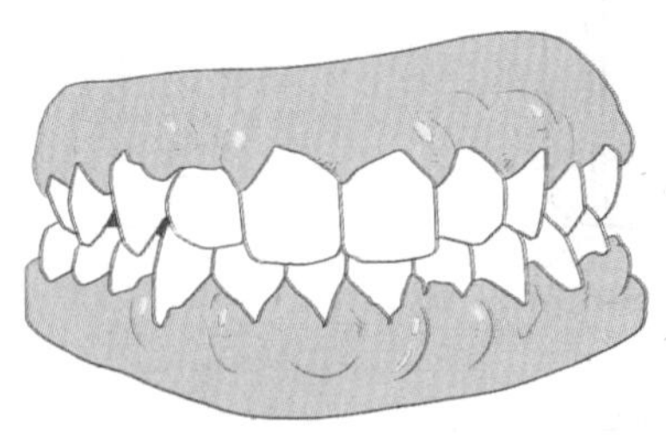

妊娠期牙龈炎

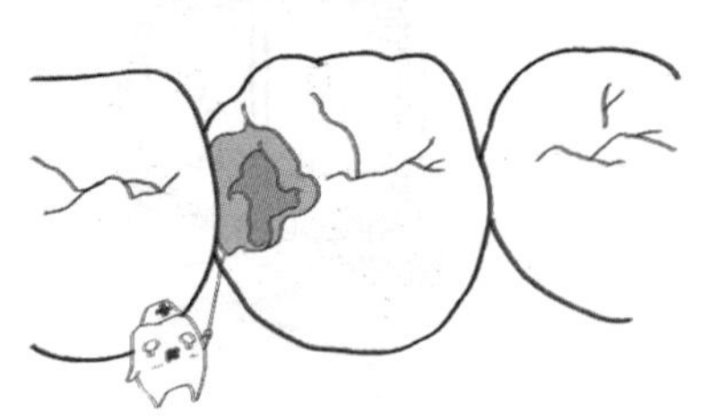

龋齿

③ 冠周炎

育龄期正逢第三恒磨牙（尽根牙或智齿）萌出的适合年龄，碰到下颌骨没有足够空间，无法满足第三恒磨牙完全长出，就会发生“阻生”问题，就可能在该牙齿的远端被部分牙肉覆盖，造成牙齿和牙肉之间留有空隙，食物残屑就容易嵌塞在空隙中，引起细菌滋生，最后产生炎症，称之为“智齿冠周炎”。患者面部疼痛剧烈，严重的还影响进食，阻碍日常饮食、营养吸收和正常休息。

因此，建议孕妇到口腔专科医院请医生清除牙结石和牙菌斑，平时注重口腔清洁，养成早晚刷牙，饭后漱口的习惯，尤其在呕吐或进食后必须漱口，孕期 4 ~ 6 个月期间可接受简单的龋病治疗。当然最好在怀孕前接受口腔检查，提前处理可能会引发冠周炎的第三恒磨牙阻生问题。

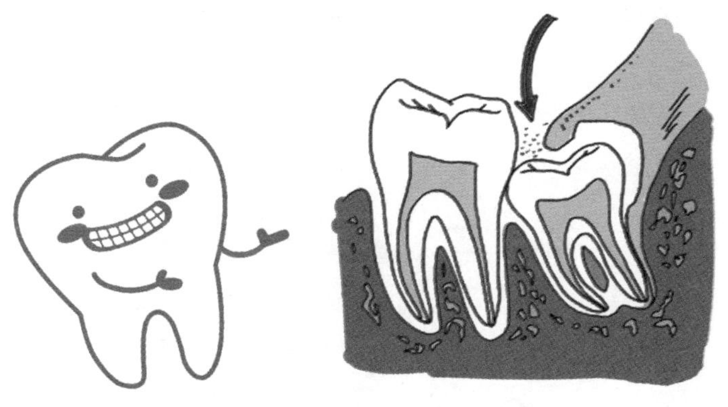

冠周炎

（6）如何进行产后口腔护理

① 刷牙。一般来说，产后的三天之内是不建议用牙刷来刷牙的，最好是选用指刷法。指刷法的做法是，先把干净的纱布或指套刷固定在自己的食指上，然后挤黄豆粒大小的牙膏在上面，再来回上下擦拭牙齿及口腔即可。

② 漱口。漱口可以算是最简单的口腔护理方式，可以有效去除口腔内的食物残渣，尤其是月子期间，建议每次饮食完毕后都漱一下口。如果在漱口水中加入盐或者中草药，还可以起到一定的治疗作用。

盐漱：温水中加入适量食用盐，口含半口水闭嘴，利用一半空气一半水的力量，鼓气冲击含漱，可以发挥消炎收敛的作用。

药液漱：产妇如果上火牙痛，舌苔白腻，食欲不振的话，可以用白芷、甘草煎汁，然后用作漱口。产妇如果是牙龈肿痛的话，那么就可以用陈皮、细辛沸水浸泡后漱口。

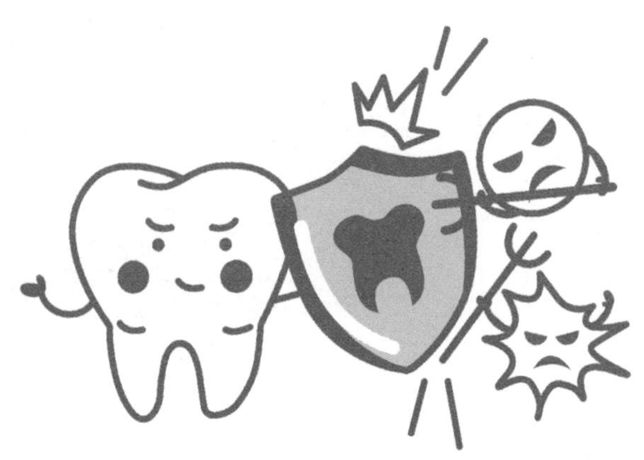

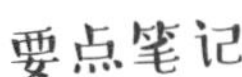

要点笔记

一、孩子的牙齿从胚胎时期就开始发育，需要大量
营养，包括对形成良好牙基质意义重大的蛋白
质，与牙齿和颌骨形成关系密切的维生素A、
C、D，以及促进牙齿和骨骼发育的无机盐、磷、
镁和钙。因此孕妇应从孕期注重营养摄入，保
证孩子发育所需。

二、备孕期的口腔保养：
建立个人口腔健康档案。
1. 接受口腔健康检查，
去除牙菌斑和牙结石。
2. 提前做好牙周护理，
3. 优先考虑拔除第三恒磨牙（俗称阻生牙、智齿
或尽根牙）。
预防
4. 注意口腔清洁，坚持早晚刷牙进食后漱口，
龋齿。

三、孕妇的口腔保健
禽蛋鱼肉等。
1. 多吃富含纤维素的食物，如瓜果蔬菜，
2. 每天做到早晚刷牙，吃东西后漱口。
清热消
3. 选择毛软有弹性的磨毛牙刷和防龋、
炎的牙膏刷牙。
4. 每三个月定期口腔检查。

四、怀孕期间治疗牙病的合适期间是4～6个月，
拍摄X光牙片需要严格防护。

五、产后口腔护理时，应注意产后三天内
建议采用指刷法。漱口时可采用盐
漱，或用中草药煎汁来药液漱。

我的笔记

02 婴儿口腔保健

（1）新生儿怎么会有已经长出的牙齿

婴儿一般在出生后6个月左右开始萌出牙齿，但是也有少数婴儿呱呱坠地时，口腔内已长出1～2颗牙，一般发生在下颌的门牙，医学上称为“诞生牙、胎生牙”。婴儿乳牙过早萌出的原因和情况大概有三种：一种是个别乳牙胚位于牙槽骨表层，随着牙齿的生长发育，不等乳牙发育完全就提前长出来了，在X光片上显示出牙冠在牙根开始形成前已在萌出；另一种是牙胚周围正常应有牙囊包裹，若牙囊比较薄或缺失，未成熟的牙齿就可能过早萌出；再一种是发生牙胚充血或牙胚周围组织炎症，就会刺激牙胚异常快速生长，出现乳牙过早萌出现象。

由于这种牙齿的牙根多数还尚未形成，牙齿周围也没有牙槽骨包裹，因此很可能随时会脱落，所以家长要时刻关注牙齿的情况，一旦出现松动情况，建议及时去医院拔除，否则在婴儿吸奶时被吸入呼吸道就会发生危险。若是下颌乳中切牙（门牙）过早萌出，婴儿的日常吸吮可能会使舌头与牙齿摩擦出一个在舌系带两旁呈对称性的溃疡，因为溃疡造成的感染和疼痛有会导致婴儿哭闹和进食困难，所以也建议拔除。如果没有出现上述两种情况，也可以不拔除牙齿。

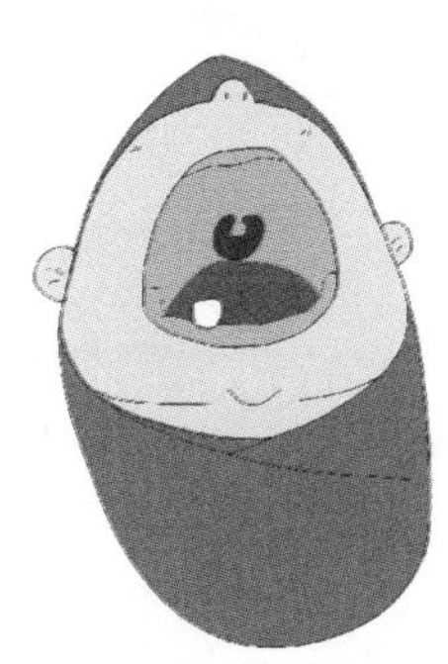

胎生牙

（2）奶瓶龋是怎么回事

奶瓶是人工喂养婴儿的工具，但如果长期使用不当，可能造成上颌多个乳前牙唇面近牙龈边缘的牙面上发生重症龋齿，称为“奶瓶龋”。所谓不当使用奶瓶是指在喂养时将奶瓶的奶嘴紧贴于婴儿上颌乳前牙，让婴儿吸吮奶瓶里的牛奶、果汁、含糖饮料等易被致龋菌利用发酵产酸的黏甜食物通过奶嘴进入口腔并长时间吸附于牙面，使得光滑的乳前牙唇面诱发龋齿。还有些年轻妈妈为了孩子断奶或哄孩子睡觉方便，干脆让孩子含着奶嘴边吸奶边入睡，殊不知这样一来孩子的所有乳前牙都浸泡在含糖液体中，入睡的孩子唾液分泌少，口腔温度适宜致龋菌繁衍，加之婴幼儿的乳牙钙化程度低、抗龋能力差，迅速产生龋齿在所难免。“奶瓶龋”不但龋坏速度快，还容易引发根尖周炎，严重的更会影响恒牙发育，如果过早将龋坏的乳牙拔除，则可造成扰乱乳恒牙替换次序等不良后果，对婴幼儿的健康发育影响很大。

预防“奶瓶龋”的关键在于：不要让婴幼儿含着奶瓶嘴入睡，喂完奶或饮料后再喂些温开水，1岁以后就应该停止使用奶瓶。

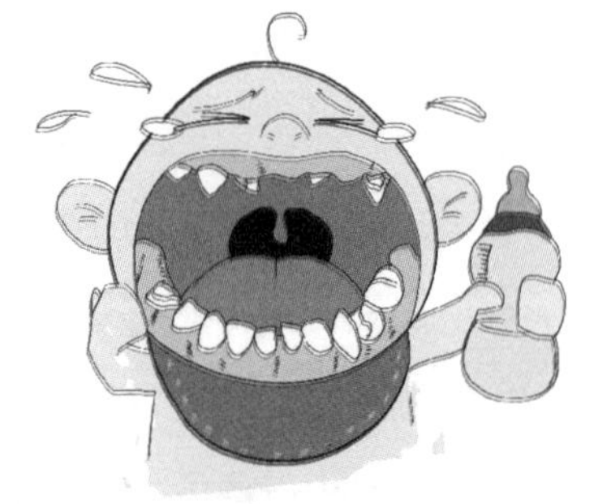

奶瓶龋

（3）“嘴对嘴”喂养危害大

日常生活中还是可以看到一些老人总喜欢嘴对嘴给婴幼儿喂食，老人们认为，嚼碎的食物有利于孩子消化。但是俗话说“病从口入”，许多疾病都是通过口腔传播的，龋病也是一种细菌感染性疾病。唾液就是细菌传播的载体。“嘴对嘴”的喂养方法，使孩子感染致龋菌患龋齿的危险大大提高。此外，嘴对嘴的喂养方法还会给孩子带来诸多不健康的后果：①食物经过咀嚼后，香味和部分营养物质已丢失，再让孩子囫囵吞下，不仅食而无味，而且可能导致消化功能紊乱。②咀嚼肌得不到良好的刺激和锻炼，对牙齿顺利萌出也是不利的。③成年人口腔中的病菌传染给孩子，婴儿抵抗力较差，极有可能罹患疾病，比如流感、流脑、肺结核、肝炎、肠道寄生虫等疾病。

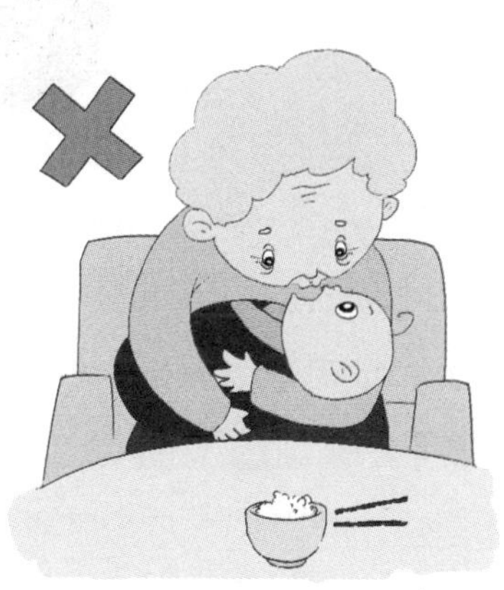

嘴对嘴喂养

（4）婴幼儿口腔清洁该怎么做

婴儿每次喝完奶后应再喂一口温开水，还可以用纱布蘸常温的开水或淡盐开水轻轻刷洗婴儿口腔和牙齿。婴儿开始进食辅食后，乳牙也开始逐个萌出，建议家长在婴儿每次进食后用纱布或软毛小牙刷轻轻刷洗婴儿口腔和牙齿。1岁以后，幼儿已经有多颗牙齿萌出了，清洁口腔时可以让幼儿仰卧或背靠母亲坐着，头部枕在妈妈膝盖上或靠在母亲腹部，妈妈双手扶住幼儿头部，用乳胶指套牙刷或小的软毛牙刷帮助幼儿刷牙，清洁上下颌所有的牙面，每天清洁口腔不少于2次，并有意识地教导幼儿吃东西后主动漱口的习惯。

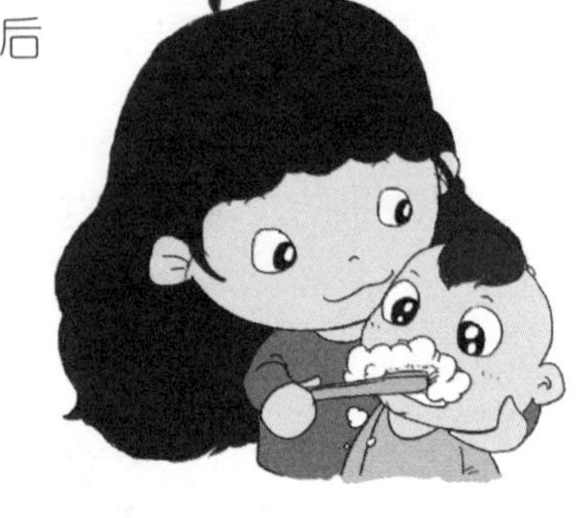
婴幼儿口腔清洁

（5）母乳喂养有利婴幼儿口腔健康

婴幼儿时期是全部乳牙和大部分恒牙完成发育和钙化的时期，也是身体快速生长发育的时期，每月需摄取含蛋白质、维生素，及钙、磷、铁等营养成分的食物，以保证牙齿的正常发育，母乳是一种能够提供全部营养素的不可替代的天然食物。母乳富含抗体且干净无菌，能够增强婴幼儿的抗病能力，有利于提高健康水平；母乳中钙和磷的比例适宜，有利于婴幼儿骨骼和牙齿的发育；母乳脂肪颗粒小，维生素C和维生素B不被破坏，有利于婴幼儿消化吸收；母乳富含牛磺酸，促进脑细胞发育，有利于婴幼儿的大脑发育；母乳富含乳糖，提供所需热能，有利于提高婴幼儿健康活力；母乳喂养能促进产后子宫收缩，减少产妇产后出血，有利于降低乳腺癌的患病风险。母乳喂养有三点建议：①从出生到5～6个月之前，应从母乳中获得全部营养，以后逐渐添加辅食，为过渡到断乳做准备。②母乳中含有7%的乳糖，乳糖易被致龋菌发酵产酸，可导致乳牙发生龋齿，建议每次哺乳后应给婴儿喂些温开水清理口腔，并且注意不要让婴儿含着乳头睡觉。③注意哺乳姿势，最佳姿势是母亲坐正，摇篮式抱孩子左右轮换哺乳，有利于婴幼儿颌面部的生长发育。

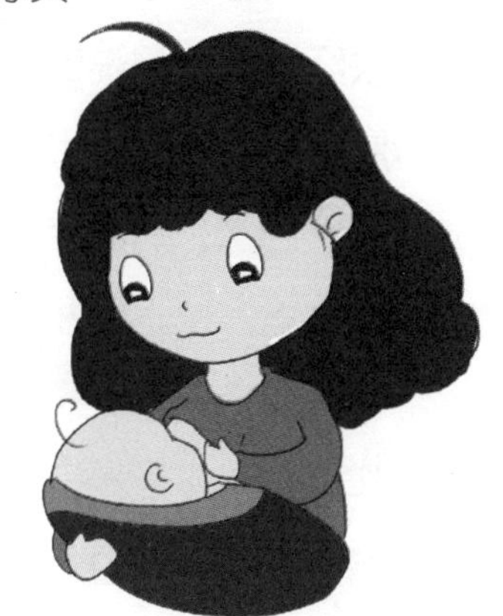
母乳喂养

（6）如何处理婴儿的口水

大多数不满周岁的婴儿都有流口水的情况，这是一种正常的生理现象。口水的学名是唾液，它由三对分别长在面部两侧里的腮腺、下颌骨内的颌下腺、舌头下面的舌下腺和无数小唾液腺分泌出来。对于成年人来说，一昼夜大约可分泌两个啤酒瓶之多的唾液，几乎可以毫无感觉地就咽到胃里去了，不会发生口水流出来的问题。

那么对于“无法自我管理”的婴儿来说呢？婴儿出生后5个月内，随着辅食中淀粉类食物的逐步添加，加上受到乳牙开始萌出的刺激，反射性引起唾液分泌增加，还有不少婴儿喜欢将手指、橡皮奶嘴等放在嘴里吮吸，更加刺激唾液腺的分泌，加之婴儿的口底又小又浅，吞咽反射功能也不健全，不会用吞咽动作来调节口水，口水多了就会流出嘴巴外。唾液中，含有消化酶等物质，偏酸性，在口腔内有黏膜保护不会有问题，当口水流出口腔接触皮肤时，可能会侵蚀皮肤的角质层，引发皮肤红肿糜烂和脱皮、湿疹等问题，因此家长要注意口腔周围皮肤的清洁护理。比如时不时用柔软干净的纱布轻拭婴儿嘴角、擦干口水；经常用温水洗净口水流经处，并涂抹一些轻薄的护肤油脂保护下巴和颈部皮肤，还可以给婴儿戴上围兜，并经常换洗保持干净。等到长到1岁后，随着神经系统发育和吞咽动作的进一步完善，流口水现象也会逐渐消失。如果流口水现象特别严重，超过年龄还是流口水，就应该请医生检查，以排除某些神经中枢疾病和精神方面的问题。

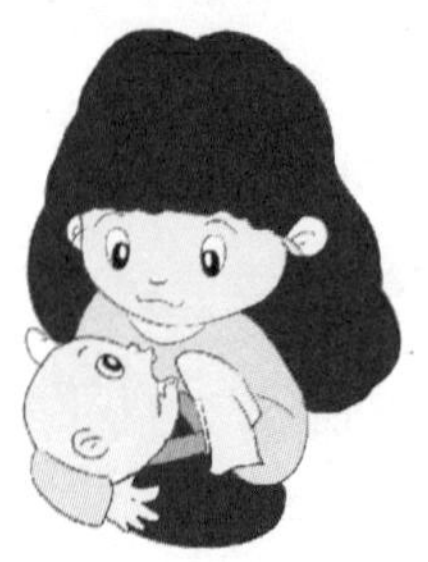
轻拭嘴角

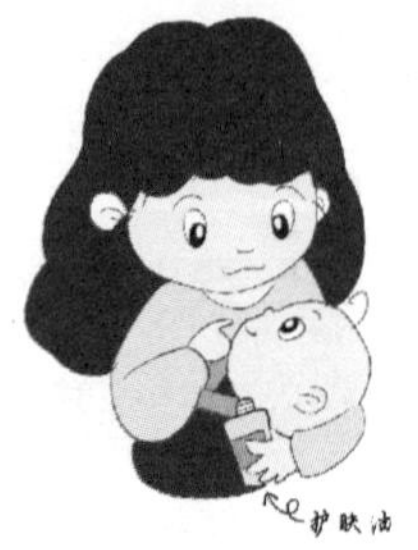

涂护肤油

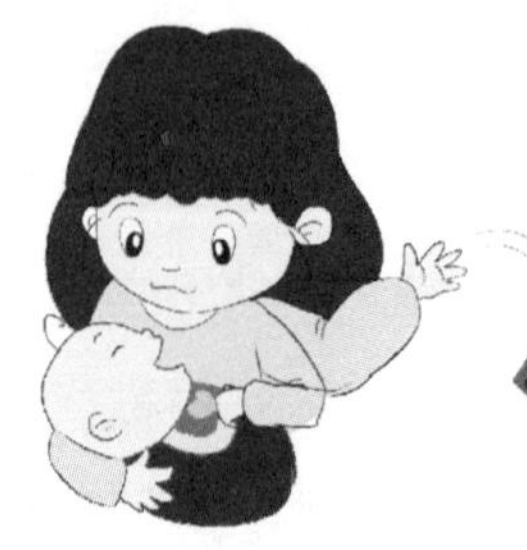
勤换围兜

（7）长牙时会生病吗

牙齿萌出需要穿过骨隐窝和口腔黏膜，这是一个“破龈而出”的复杂过程，这个过程分为：萌出前期、萌出期、萌出后期三个时期。牙齿萌出过程会刺激三叉神经，引起唾液分泌量增加，唾液往往就会流出口外，这就是所谓“生理性流涎”现象，可能还会引发皮肤红肿糜烂和脱皮、湿疹等问题，只要能够做好口腔周围局部清洁护理，随着牙齿萌出和口底自然加深，流口水现象便会自然消失。

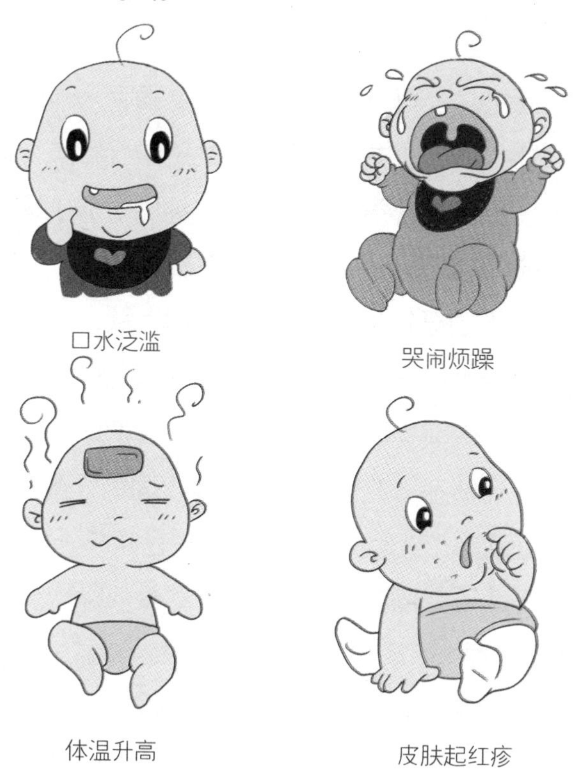

婴儿长牙时的反常状况

乳牙出牙的时候，因为牙齿在萌出的过程中压迫牙龈，刺激神经感受器，可能引起婴儿不肯进食、睡不安稳、喜欢咬手指或玩具、哺乳时爱咬乳头等现象。另外，出牙时，牙龈组织充血发红，容易造成感染而使体温略微升高，家长不用过分担心，这些现象随着牙齿萌出后会自行缓解的。如果上述这些情况长时期没能自行消失，还是应该去医院检查，以免延误婴儿身体其他疾病的诊疗时机。

（8）出牙的时候该怎么做

出生后新生儿没有牙齿，无法咀嚼食物，只有依靠吸吮和吞咽流体食物，以摄取生长发育所必需的营养物质，随着婴儿逐渐长大需要更多的营养，出牙便是一种因应的生理现象。出牙是牙冠从颌骨内破龈进入口腔的正常生理现象。一般情况下，出生后 6 个月下颌牙开始萌出，7 个半月上颌牙开始萌出，一般女孩比男孩牙齿萌出早一些。在孩子生牙的时候，家长一定要关注婴儿的口腔卫生和饮食器具卫生。每次喂奶后再喂一些温开水，冲洗滞留在口腔软组织和黏膜表面的残留物，睡前在手指上缠绕细软纱布或用棉签蘸温开水轻轻擦洗婴儿牙龈、上腭、舌头等部位；平时有意识地让婴儿咬一些较硬的食物（苹果、胡萝卜等）以刺激牙齿萌出，促进婴儿的咀嚼能力，做好婴儿所用的饮食器具、玩具消毒，及哺乳时的清洁。

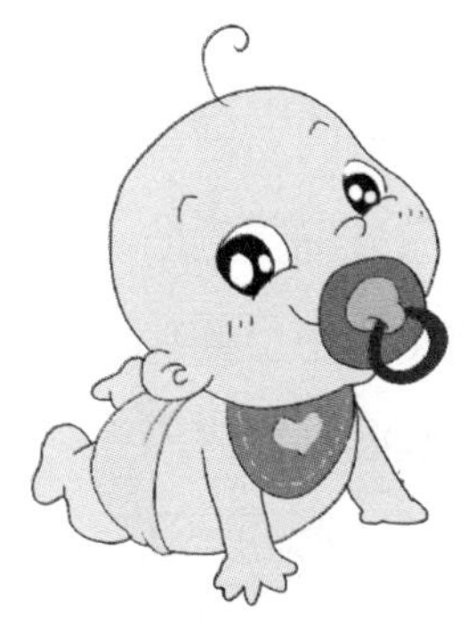

（9）安抚奶嘴对牙齿的影响

一般 1 ～ 2 岁的婴幼儿喜欢吸吮自己的手指，这么做不仅不卫生，还容易磨损皮肤造成感染。安抚奶嘴就是为了迎合婴儿的吸吮需要而生产的，它能够通过吸吮动作体验嘴唇与舌头的触觉，使婴儿获得愉悦的心理满足。特别是对低体重早产儿，不仅能起到安抚作用，而且能够帮助口腔和肠胃蠕动功能的完善。因此，2 岁以内可以不必戒断使用安抚奶嘴，但是不建议长期使用，2 岁以后应逐渐停止使用安抚奶嘴，否则会影响婴幼儿上下颌骨的正常发育，形成高腭弓导致乳牙列牙齿咬殆不正，影响面部发育。

（10）婴儿要不要补钙

牙齿是人体组织中硬度最高的组织，牙齿组织中最硬的是牙釉质，其次是牙本质，再次是牙骨质（其硬度与骨骼相似）。正因为牙齿组织是最硬的人体组织，才能胜任咀嚼任务，才能保障人能够通过咀嚼获得丰富的营养物质。

钙、磷的供应在牙齿硬组织的形成与牙齿的钙化过程中显得无比重要。全部乳牙的钙化、部分恒牙的钙化都是开始于胚胎期，随着牙齿的逐步发育成熟，牙齿硬组织钙化逐渐增加，母体内钙的需要量与日俱增，因此妊娠期饮食中的钙、磷补充对胎儿牙齿硬组织的形成意义重大。再进一步看，牙齿对钙、磷等矿物质的需求也并非任何时候都一样，只有在牙釉质的钙化期才是最需要的。乳牙的钙化期开始于胎龄第 4 个月至婴儿出生后 1 年，此时也有一半恒牙开始钙化，一直延续到出生后 8 岁才完成钙化过程。因此无论是胎儿期还是婴儿期，必须保证钙和磷的充分供应，同时还要特别重视维生素 D 的补充，维生素 D 是参与钙化过程不可缺少的物质。所以从妊娠开始到孩子出生后，建议孕妇和婴儿多进食水果、猪肝、鱼肝油、牛奶等食物，多晒太阳，在医生指导下补充钙和维生素 D，这样才能促进孩子的牙齿健康生长。

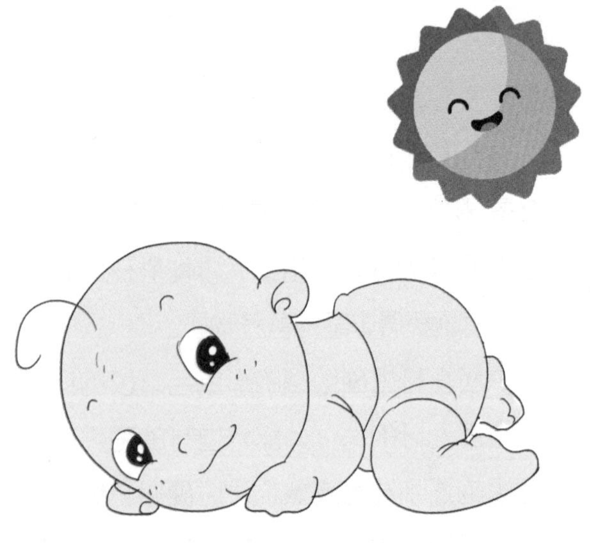

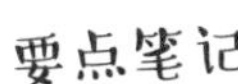

要点笔记

一、新生儿出现“诞生牙”“胎生牙”，需要注意观察，以防牙齿松动脱落被吸入呼吸道。

二、预防“奶瓶龋”需要做到以下三点：

1. 不要让婴幼儿含着奶瓶嘴入睡。
2. 喂完奶或饮料后再喂些温开水。
3. 1岁以后停止使用奶瓶。

三、婴儿的口腔清洁

1. 喂奶后喂温开水。
2. 用纱布蘸常温的开水或淡盐水刷洗婴儿口腔和牙齿。
3. 1岁后乳牙萌出，用乳胶指套牙刷或小的软毛刷帮助幼儿刷牙，每天不少于2次。
4. 有意识教导幼儿吃东西后主动漱口。

四、母乳喂养能够提供给孩子全面营养素，利于口腔健康。

同时需注意以下三点：

1. 出生6个月之后逐渐增加辅食。
2. 哺乳后用温开水清理口腔，不要让婴儿含着乳头睡觉。
3. 最佳哺乳姿势是摇篮式抱孩子左右轮换哺乳。

五、除了钙，同时要注意补充维生素D和磷。建议孕妇和婴儿多食水果、猪肝、鱼肝油、牛奶等食物，多晒太阳。

我的笔记

03 幼儿乳牙保健

（1）乳牙反正要换，不补也没关系

乳牙是儿童时期的重要器官之一，从出生后 6 个月左右萌出到 12 岁左右被恒牙替换完毕，大概要使用 10 多年，需要格外小心呵护。

幼儿时期是身体和心理生长发育的旺盛时期，健康的乳牙对孩子咀嚼食物和消化吸收营养物质、促进生长发育具有重要作用，同时咀嚼运动能增强和刺激面部肌肉和骨组织的生长，有助于面部正常发育。如果孩子一侧患有龋齿，就会使用另一侧牙齿咀嚼食物，久而久之会引起“偏侧咀嚼”，出现面部左右一边脸大一边脸小的不对称问题；乳牙在幼儿时期学习正确发音和语言方面发挥重要作用，如果门牙缺失，说话有“漏风”或口齿不清的情况，有的孩子会因此觉得难看而妨碍了正常的人际交往。幼儿时期还是恒牙逐渐替换乳牙的重要时期，乳牙为恒牙的萌出和形成恒牙列起到先导作用，正常情况下，乳牙为后继恒牙的顺利萌出预留了空间，如果因乳牙过早龋失，造成两侧相邻牙齿向中间倾斜，空间被挤压变小，后继恒牙萌出会因位置不够出现萌出不顺利或歪斜的现象，严重的还会形成恒牙列紊乱畸形的情况。

（2）乳牙的一般生长顺序

乳牙在出生后 6 个月左右长出，到 2 岁半左右出齐，共有 20 个，其中乳切牙 8 个、乳尖牙 4 个、乳磨牙 8 个。6 岁左右开始长“六龄齿”，之后乳牙逐渐被恒牙所替代，整个过程需要 6 ~ 10 年。

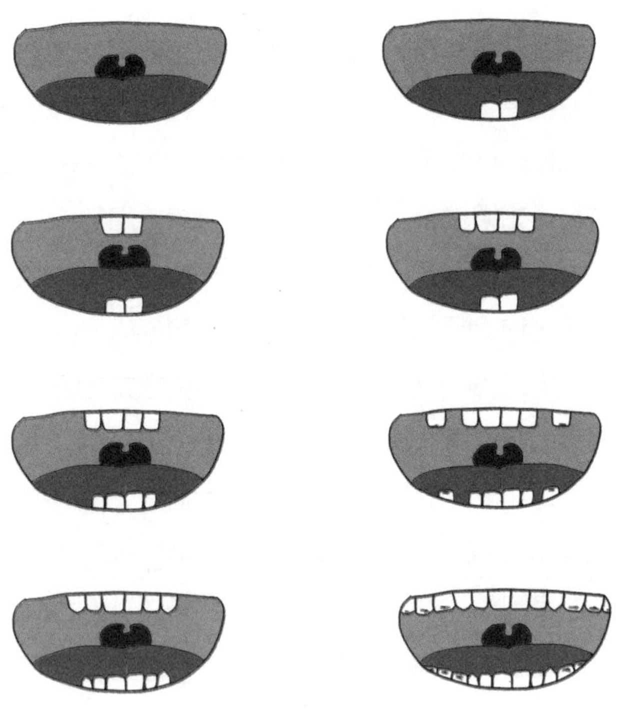

乳牙的一般生长顺序

（3）乳牙之间长出间隙是怎么回事

2岁半左右，当孩子乳牙出齐后，一般看上去牙齿排列还是比较整齐的，可是到了5～6岁时却发现，孩子的牙齿排列变得稀疏起来，甚至还出现了明显的缝隙，这让家长非常担心，会不会以后牙齿与牙齿之间的缝隙就一直那样了。其实这种现象是正常的，随着儿童生长发育，上下颌骨会逐渐发育增大，上下牙槽骨的骨量也会随之逐渐增长，乳牙的个头比较小，放在逐渐增大的牙槽骨上就会出现明显缝隙了。这些缝隙是为以后的恒牙萌出预备了空间，有利于恒牙排列整齐，待恒牙萌出后这些空隙也就自然没有了。

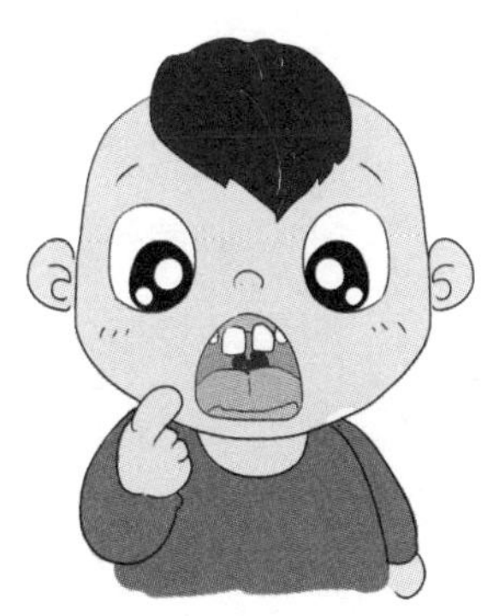
乳牙间隙

（4）“六龄齿”的重要性

儿童在6岁前后，在最后一颗乳牙（第二乳磨牙）后方，也就是从正中门牙往后数位列第六个位置的地方，首先悄悄长出的第一恒磨牙，因为是6岁长出的牙齿，因此俗称“六龄齿”。

“六龄齿”在整个恒牙列中，正好处于整个牙弓的中段、咬㕮力最强的位置。“六龄齿”牙冠最大，咀嚼力最强，研磨食物的力量也最大，使用时间也最长。由于是最早萌出的恒磨牙，上下左右共四颗，就像盖房子的四根立柱，对全口牙齿起着定位、定高和搭架的作用，其他恒牙在它之后陆续萌出替换乳牙，在保持上、下牙齿正常排列，维持正确的咬𬌗关系、面部下 1/3 高度和丰满面容起着重要作用。正因为“六龄齿”萌出最早，被不少家长误认为是乳牙，常发生龋齿，未及时就诊导致病损严重被拔除，这样不仅大大降低了咀嚼功能，而且还会引起两侧的牙齿往中间倾斜，造成咬𬌗关系紊乱。

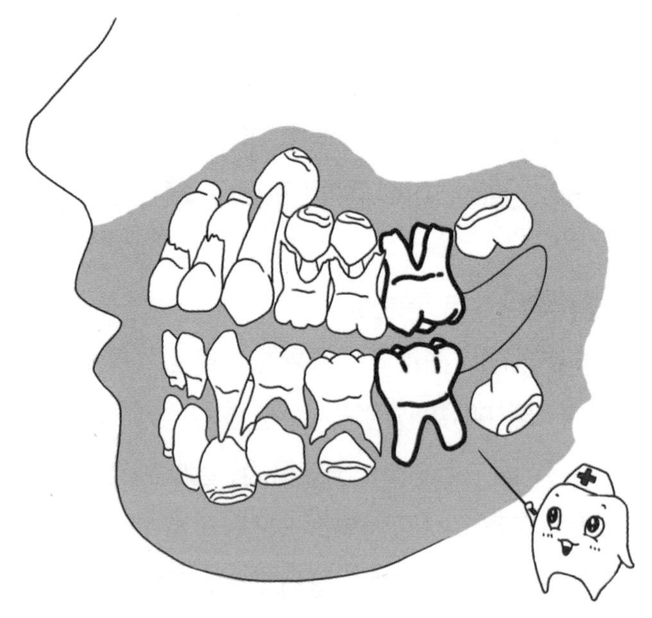

六龄齿

（5）幼儿的咀嚼训练对口腔发育的重要性

研究表明，幼儿良好的咀嚼习惯和饮食愿望，是口腔形态及机能发育的重要前提。新生儿的进食行为是通过觅食反应、吸吮反应和吞咽反应的一连串反射构成的咀嚼功能的初级阶段，妈妈给孩子的哺乳行为不单纯只是为了能让孩子获取营养物质，对刺激孩子的口唇、面颊部运动、对周围事物的注意力、安定情绪、确立母子关系等都有益处。牙齿萌出后，幼儿的自身咀嚼能力逐渐增强，可用门牙切割咬成小块，用尖牙撕裂、用磨牙研磨食物。牙齿的这些咀嚼活动，不仅保证胃肠道消化功能正常运行，而且传递的咀嚼力量也是颌骨生长发育不可或缺的生理刺激。因此，及早锻炼咀嚼能力对促进幼儿口腔发育非常重要：①摄取满足生长发育所需的营养物质。4 ~ 5 个月后的婴儿的颌骨和牙龈已发育到能够咀嚼半固体的食物，此时可以喂一些如蛋黄、菜泥、果泥等富含纤维的软质食物，还可以尝试具有一定硬度的食物。②促进颌骨和牙弓的正常发育，为牙齿萌出提供了适当的空间，有利于牙齿排列整齐和面部容貌端正。③有利于精神安定和情绪表达。咀嚼可以让唾液与食物充分混合，品尝食物的丰富滋味，可增加食欲获得情绪上的满足。④充分咀嚼可以发挥对牙齿、牙龈和舌头的自洁作用，有利于降低牙齿患龋风险。

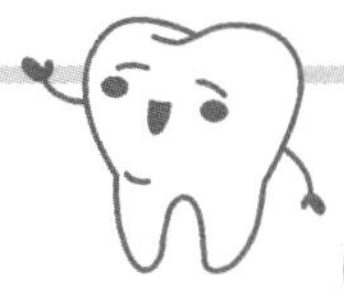

（6）戒掉吮吸手指的坏习惯

心理学研究显示：早期婴幼儿口部动作是心理活动的核心。婴儿在3～4个月时就会发生吃手的动作，这实际是自我认识的开始。通常说的吃手，就是婴幼儿将拇指或食指插入上下门牙之间反复吮吸。久而久之形成上牙前突和下牙后缩，开唇露齿并伴有牙弓狭窄。长期吮吸手指的幼儿，其手指还可能有起茧及弯曲现象。

一般而言，婴儿吮吸手指，多半是为了填补断奶后的不安全感，如果能在4岁以前戒除，已经造成的畸形往往可以得到自行调整并且消失。家长可以采取一些办法帮助孩子戒掉这个坏习惯：①注意观察婴幼儿的生活习惯，如发现孩子有吮吸手指的情况，应及时找出原因并进行行为纠正和心理疏导。②多陪伴幼儿参加游戏活动，转移对吮吸手指的依赖。③如果有顽固的吮吸手指的习惯，可到口腔医院就诊，医生会视情况给幼儿使用“不良习惯破除器”，帮助克服吮吸手指的坏习惯。

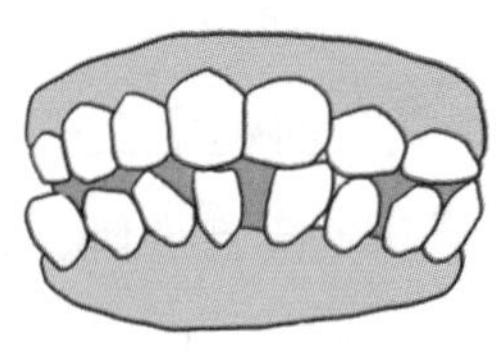

下牙后缩

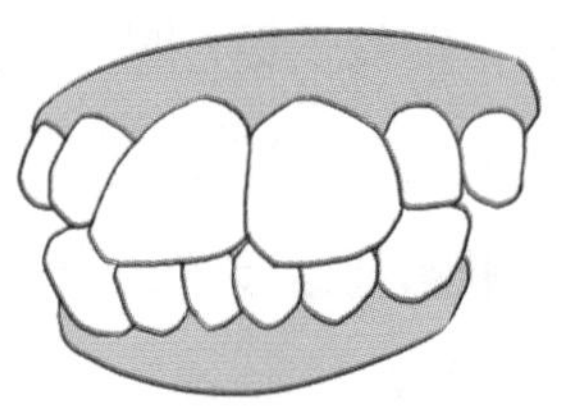

上牙前突

吃手引起的口腔问题

（7）幼儿的口腔清洁

幼儿时期是致龋菌在口腔中定植的主要时期，也是乳牙萌出和乳牙列形成的时期，这一时期养成良好的口腔卫生习惯将受益终生。偏偏这一时期的幼儿自己并不能认识到口腔卫生的重要性，必须主要依靠家长来具体执行。一方面家长要告诉孩子一定要养成良好的个人口腔清洁习惯，如早晚刷牙、饭后漱口等，另一方面重点做好：①每半年带孩子去口腔医院检查牙齿，由医生帮助判断孩子的口腔健康状况，接受针对性的口腔卫生指导。②不要给孩子喂食大量甜食，包括糖果、饼干、巧克力和高糖饮料等。③在孩子学会自主刷牙之前帮助孩子有效清洁口腔。婴儿时期，家长可以在手指缠上纱布蘸湿温水或用指套牙刷帮助孩子清洗牙面和按摩牙龈；当孩子大约 3 岁左右，学会漱口后就可以开始使用含氟牙膏，刷牙时挤豌豆大小的含氟牙膏，在家长的帮助下完成刷牙。家长站在孩子身后，孩子的头向后靠在家长大腿或胸前，家长另一只手帮孩子刷牙，在刷牙过程中要鼓励和赞扬孩子。

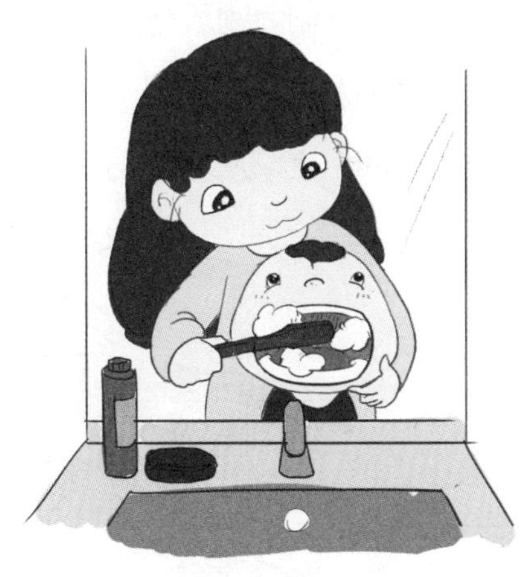

帮助孩子清洁口腔

（8）幼儿宜用“圆弧法”刷牙

预防幼儿龋病或牙龈炎可以有多种方法，但是让幼儿学会合适的刷牙法自主刷牙无疑是最基本的方法。刷牙目的主要有两个方面，一方面是清洁牙齿，减少滞留在牙齿表面和牙缝中的食物残屑，从而减少牙菌斑的形成；另一方面是按摩牙龈，促使牙龈有充分的血液循环，增强牙龈对细菌的抵抗力，健康的牙龈组织还能坚固和加强牙齿的咀嚼力量。

一般来说，大约 2 岁半左右，20 颗乳牙全部出齐，孩子就可以开始在家长的帮助下使用“圆弧法”也叫“画圈法”自己刷牙了。首先选择一把细丝磨毛软毛牙刷。刷牙要领是，刷颊侧或唇侧时，上、下颌牙齿轻轻合拢，将牙刷与牙齿呈直角，然后从里往外至唇侧，以画圈的方式连续刷动；刷舌侧和腭侧时，张开嘴将牙刷分别放在上颌左、右和下颌左、右，与牙齿呈直角，以画圈的方式连续刷动；最后刷咬𬌗面时，将牙刷分别放在牙齿的𬌗面，来回连续刷动。

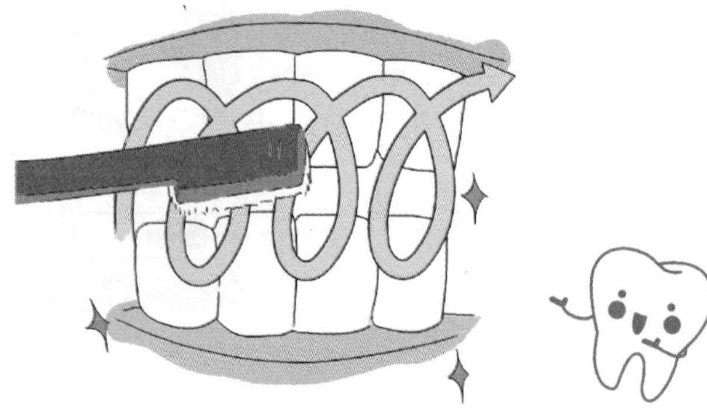

圆弧刷牙法

（9）乳牙期常见口腔疾病

根据牙齿的萌出状态进行分期，乳牙期包括乳牙列形成期（出生后6～8个月至3岁，20颗乳牙全部出齐）和乳牙列期（3～6岁左右，乳牙列完成）。这一时期幼儿易患的口腔疾病有：

① 龋病，也就是通常说的蛀牙。乳牙比恒牙更容易患龋病，因为乳牙的牙釉质、牙本质均较薄，钙化程度也低，自然抗酸能力较弱，如果饮食多为软性黏稠含糖多的食物，那就易于致龋菌发酵产酸侵蚀牙齿。

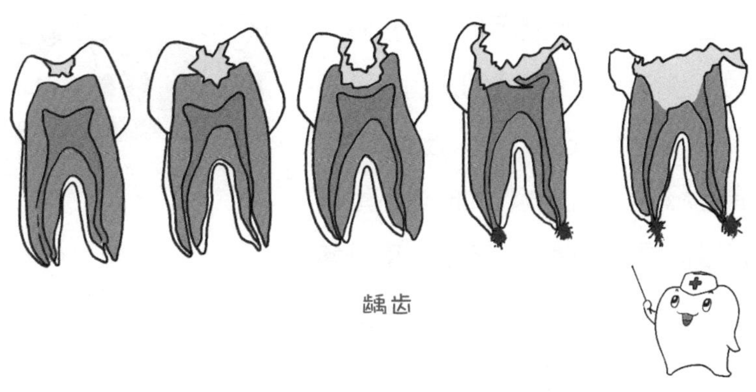
龋齿

② 牙周疾病，包括牙龈炎和牙周炎。幼儿牙龈炎是指幼儿牙龈受到外伤刺激或被细菌感染后引发的炎症。在乳牙的牙龈边缘、牙齿之间的生理间隙、替牙期暂时性牙齿排列不齐等部位，容易积存食物残屑，堆积牙垢和牙石，细菌毒素刺激牙龈，幼儿就比较容易患上不洁性牙龈炎。幼儿牙周炎是指幼儿的牙槽骨遭到急

性局部破坏、创伤性咬合，或由慢性牙龈炎演变成牙周炎的病症，例如食物嵌塞、细菌毒素等促使牙龈沟发生病理性破坏；又如咬𬌗力超过牙周组织的承受力时，致使牙周组织产生破坏性的疾病；再如忽略对牙龈炎的诊治，长期炎症发展侵袭牙周膜等深层组织演变发展成牙周炎。

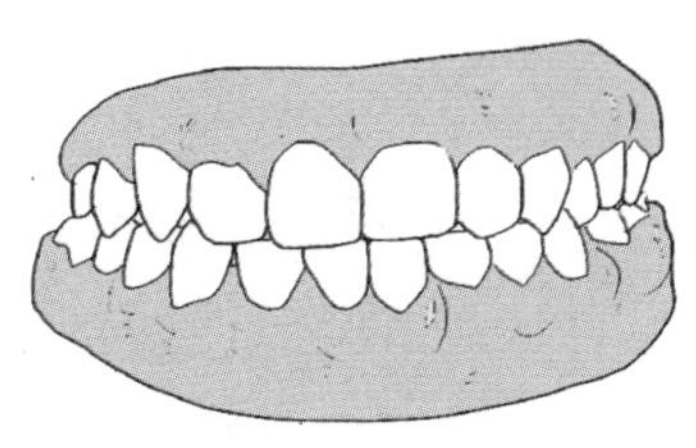

牙周疾病

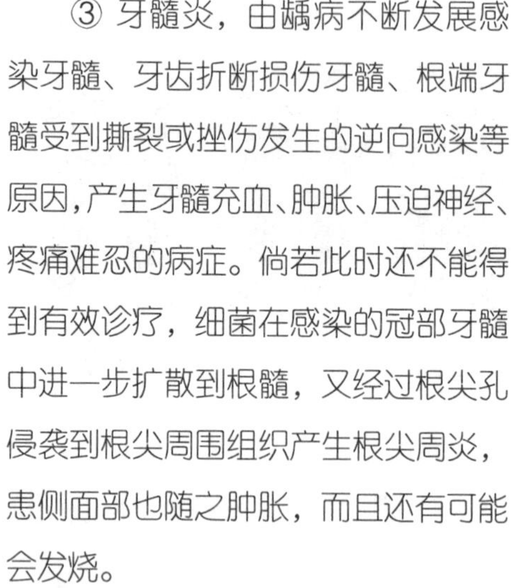

③ 牙髓炎，由龋病不断发展感染牙髓、牙齿折断损伤牙髓、根端牙髓受到撕裂或挫伤发生的逆向感染等原因，产生牙髓充血、肿胀、压迫神经、疼痛难忍的病症。倘若此时还不能得到有效诊疗，细菌在感染的冠部牙髓中进一步扩散到根髓，又经过根尖孔侵袭到根尖周围组织产生根尖周炎，患侧面部也随之肿胀，而且还有可能会发烧。

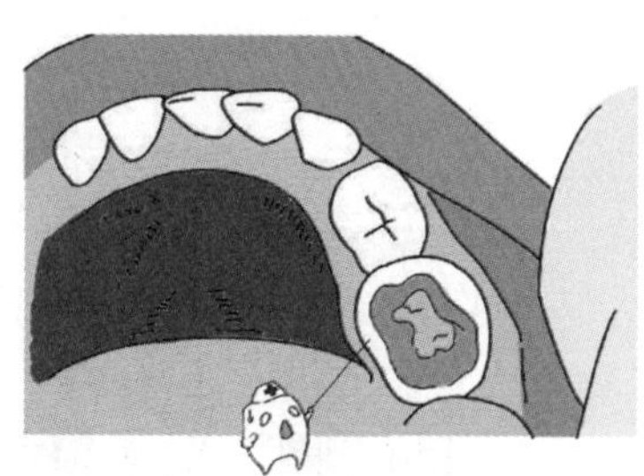

牙髓炎

④ 乳牙牙外伤，一般多发生于1～2岁，此时幼儿的活动量增加，但仍然步履不稳，又缺乏判断环境危

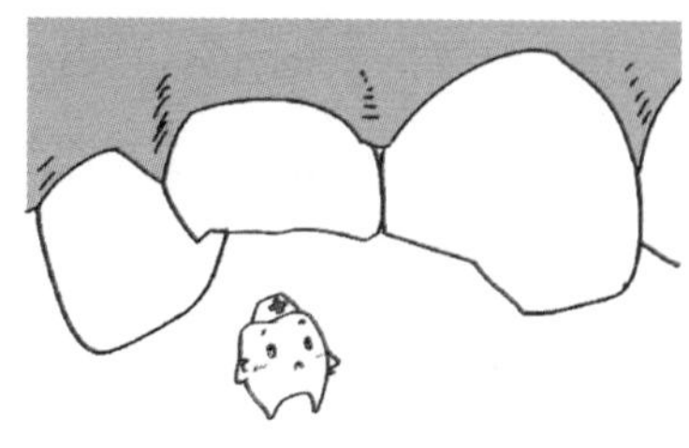

乳牙牙外伤

险与否的能力，经常因碰撞、跌倒而发生乳牙牙外伤，以乳牙的门牙最容易发生牙外伤。

⑤ 牙齿发育异常，主要有以下几种：a. 多生牙大多发生于上颌前牙区，形状多呈锥形，既不美观也会影响恒牙的正常萌出。b. 融合牙表现为两个牙齿的牙本质和牙骨质融合在一起。发生的概率乳牙多于恒牙，下颌多于上颌，单侧性多于双侧性，下颌乳侧切牙和乳尖牙融合最为多见。c. 牙齿萌出异常，包括乳牙迟萌和乳牙早萌。一般情况下，在婴儿出生后 6 个月左右开始长出第一颗乳牙（下颌乳切牙），若 1 岁后还没有长出就属于乳牙迟萌的情况，反之孩子新生儿期就有牙齿萌出，那就是乳牙早萌，这类乳牙大多数没有牙根或牙根发育不全，比较松动容易脱落，如被婴儿误吸入气管就非常危险，建议及早拔除。d. 先天失牙，可分为个别牙缺失和无牙症。乳牙个别牙缺失多数是因为牙胚细胞发育不全；无牙症又分部分无牙症或完全无牙症，碰到这种情况应去口腔医院检查家族遗传病史，无牙症患者多数还伴有其他的外部症状，比如头发眉毛稀疏、鼻梁塌陷等。

⑥ 错𬌗畸形，俗称“牙齿排列不齐”。当牙齿离开它应有的正常位置时，牙齿的排列就会出现异常，或者上下颌原本应有的对应关系出现异常，出现了牙齿、颌骨、面容畸形的情况，这时牙列原有的功能就会受到影响，还会不同程度地影响美观。错𬌗

畸形的表现有：牙齿错位、牙齿拥挤、牙齿前突、牙间隙、锁𬌗、上颌前突、下颌前突、下颌后缩、后牙反𬌗、前牙开𬌗等。发生错𬌗畸形的原因大致可分为：a. 进化因素。人类的食物由生到熟，由硬到软，由粗到细，人类的咀嚼器官也逐渐退化变小，有些人的颌骨发育较小容纳不下所有的牙齿，使牙齿排列不齐。b. 遗传因素。错𬌗畸形具有明显的遗传现象，如果父母一方有错𬌗畸形，子女患错𬌗畸形的比率就明显增高。c. 后天因素。乳牙的过早缺失或滞留，或偏好喜食细软食物，还有咬嘴唇、吮手指、吐舌、口呼吸、偏侧咀嚼等不良习惯，都会造成“牙齿排列不齐”。

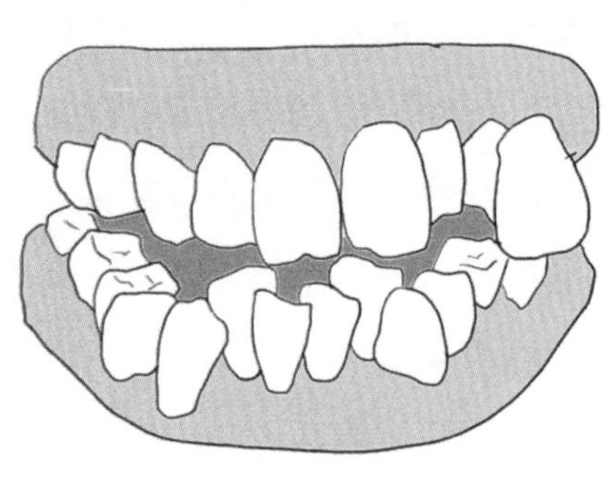

错𬌗畸形

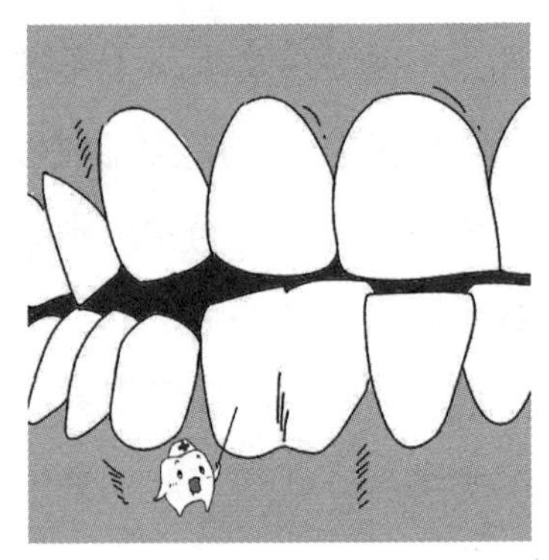

牙齿排列不齐

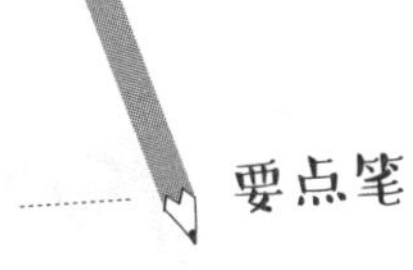

要点笔记

一、乳牙在出生后的6个月左右长出，到2岁半左右出齐，共有20颗。6岁左右开始乳牙逐渐被恒牙所替代。

二、矫正婴儿吸吮手指的习惯，可以从以下几点做：

1. 及时观察婴幼儿的生活习惯，早发现并早进行纠正。
2. 多陪伴儿童进行游戏，转移依赖。
3. 如果情况严重，可去口腔医院就医。

三、幼儿期培养孩子的口腔清洁习惯：

1. 每半年前往口腔医院检查牙齿。
2. 少吃甜食。
3. 婴儿期由家长帮助清洁牙齿，3岁左右教孩子学习自己刷牙。

我的笔记

04 幼儿换牙期保健

（1）乳牙和恒牙有什么不同

门诊上经常会碰到一些家长，带着孩子来就诊，要求拔掉下颌乳中切牙后面，靠近舌头一侧的那两颗迟迟不掉的“乳牙”，经医生检查后告诉家长，这是新长出的恒牙（下颌门牙），如果拔掉孩子就会永远缺失下颌门牙；也有的家长疏于关注孩子乳恒牙的生长发育情况，例如乳恒牙混合牙列时期的第一恒磨牙（六龄齿）蛀坏了，以为那是一颗乳牙总会换的，便不以为然。这两个例子说明在恒牙替换乳牙的混合牙列时期，家长应特别注意孩子的乳牙和恒牙的交替时间和外部特征，不然很容易混淆。为了避免认错，可以从以下几个方面来区别乳牙和恒牙。

从牙齿形态看：乳牙看上去矮矮胖胖的，乳磨牙牙冠靠近牙颈部 1/3 处明显突出，不过牙颈部与恒磨牙相比明显收窄。随着年龄增大，牙槽骨也逐渐发育长大，骨容量也相应扩大，新长出的恒牙的体积会比乳牙要大。从牙齿色泽看：乳牙色白尚有些青白色，恒牙色泽微黄比乳牙更显光泽，这是因为恒牙表层的釉质比乳牙的钙化程度高，透明度更大，会把牙本质的微黄色透出来。从磨耗程度看：乳牙硬度不如恒牙，因已咀嚼多年，故磨耗明显，尤其在牙尖和门牙的切缘磨耗比较明显。

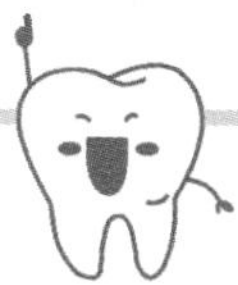

恒牙新萌出不久，光滑整齐，很少有磨耗，门牙切缘的 3 个切嵴明显。

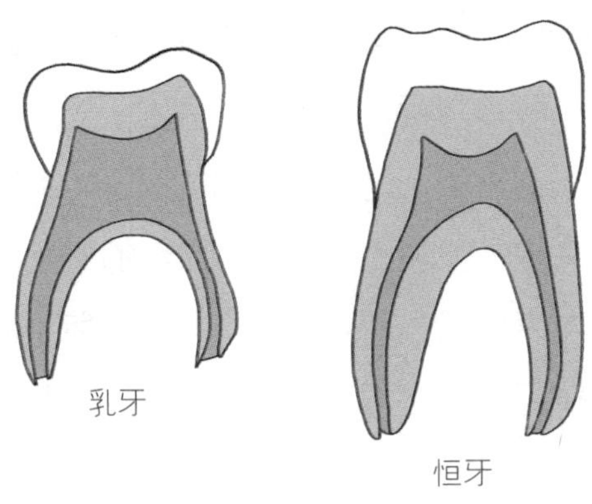

乳牙和恒牙的区别

（2）乳恒牙的替换时间和顺序

世界上多数哺乳动物一生中只换牙一次，故称为双牙列，人类也保持着双牙列的特性。出生后 6 个月左右开始长出乳牙，到 2 岁半左右出齐。幼儿长到 6 岁以后，乳牙开始相继自然脱落，恒牙就在乳牙脱落的位置上长出。恒牙中最早长出的是第一恒磨牙（六龄齿），大约在 6 岁左右长出，7 岁后乳牙相继脱落，恒牙在同位置上长出。乳牙相继自然脱落被恒牙替换的过程，称为乳恒牙交替，交替过程中口腔内既有乳牙也有恒牙，称为乳恒牙混合牙列时期，这个阶段大约持续 6 ~ 12 年。17 岁以后大部分人还会长出 1 ～ 4 颗第三磨牙，俗称“尽根牙”或“智齿”，最终恒牙的数目为 28 ～ 32 颗。

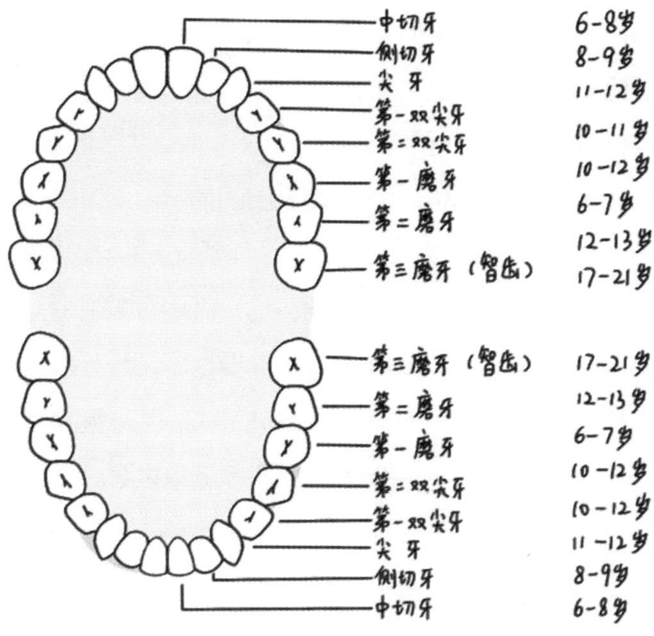

乳恒牙的替换时间和顺序

（3）乳牙该掉不掉是怎么回事

到了乳恒牙交替期，往往有可能出现三种情况：第一种情况，随着幼儿年龄增大，咀嚼需求的增加，颌骨发育也日趋完善，就需要由数目较多、体积较大，能发挥更大咀嚼力的恒牙来替代。然而有些幼儿的乳牙迟迟不脱落，而旁边却又长出了新的恒牙，

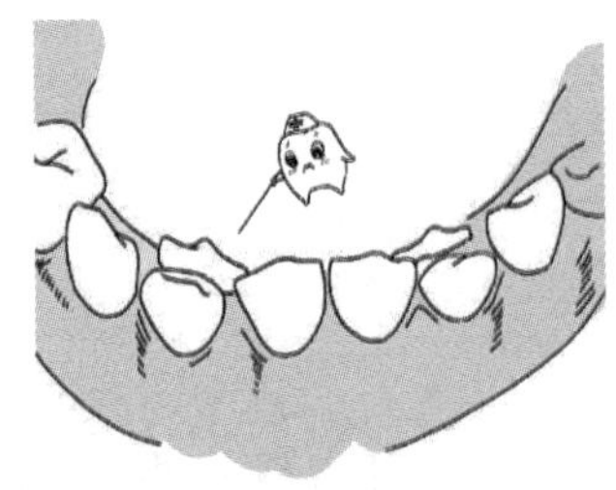
双排牙

出现“乳牙滞留”和长出“双排牙”的情况。这是因为如果乳牙却因种种原因不脱落，恒牙就无法在正常位置萌出，只能向骨质较薄处或邻近方向错位萌出，出现恒牙和乳牙前后两排并列的“双排牙”现象，最常见的就是下前恒牙从乳牙的舌侧长出的情况。如果出现这种情况，可以去医院拔除滞留的乳牙。第二种情况，乳牙过早脱落。比较多的情况是上颌乳切牙过早脱落，幼儿就用牙龈咀嚼，令局部牙龈变得坚韧，使得恒牙萌出困难，需要尽早切开牙龈，帮助其尽快萌出。第三种情况，先天性恒牙胚缺失，乳牙继续担当咀嚼功能，这种情况下必须要保留乳牙，不能随意拔除。

（4）松动的乳牙怎么办

乳牙在出生后约 6 个月左右至 2 岁半左右陆陆续续全部长出，共有 20 颗，到 6 岁左右乳牙逐渐被恒牙替代，每颗乳牙牙根下面都有一颗正在生长中的继承恒牙。正常情况下，处于乳牙牙根下面生长中的继承恒牙会产生向牙槽骨顶部的生长压力，有利于刺激破牙细胞和破骨细胞生成，逐步吸收乳牙牙根，出现乳牙松动和自然脱落的情况，该位置便由恒牙取代。

乳牙松动对恒牙的萌出具有一定的诱导作用，同时乳牙的松动脱落也是有一定的时间和顺序的。正常情况下，当乳牙到了该松动却还没脱落的时候，其实已经可以看到部分恒牙的牙尖了，这时可以依据乳牙松动程度决定如何处理，若乳牙稍有松动，可以去口腔医院请医生拔除；若乳牙已经极度松动，也可由家长用细线缠绕牙根部稍加用力向上拉出乳牙。如果乳牙到了该脱落的时候，却迟迟不见松动，应该去口腔医院请医生诊治，避免乳牙超过换牙时期，出现乳牙滞留情况。

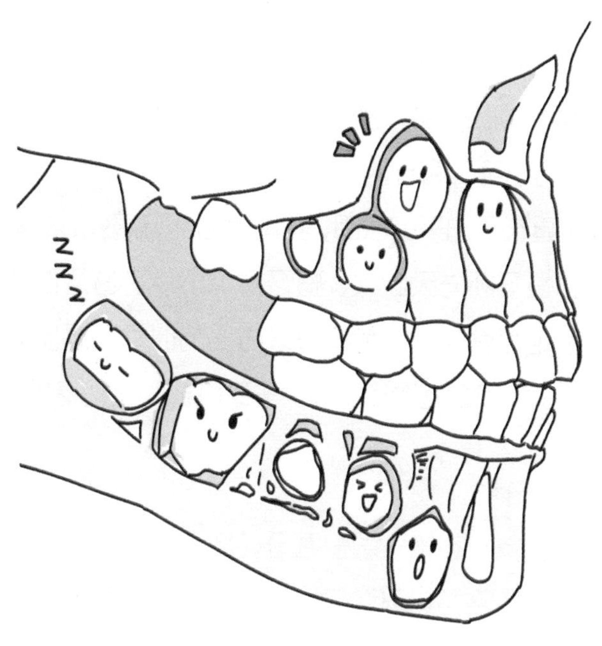

乳牙松动

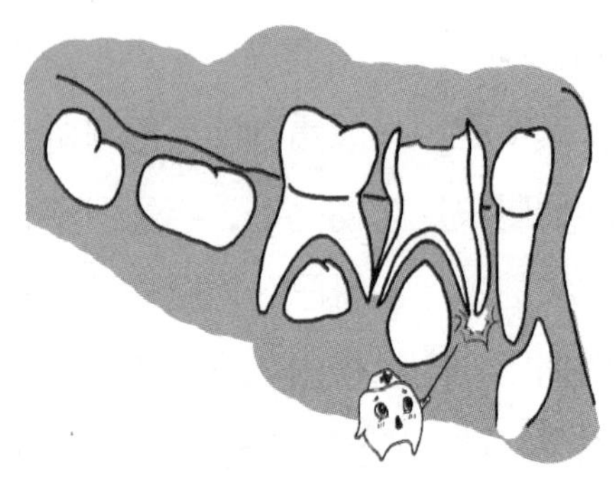

恒牙萌出过迟

（5）为什么恒牙一直长不出来

恒牙一直长不出来的现象被口腔医学称为“恒牙萌出过迟”。正常情况下，恒牙的萌出按照先下后上、先四后三、左右对称的顺序，6岁左右萌出下中切牙和第一磨牙，7～8岁萌出上中切牙和下侧切牙，8～9岁萌出上侧切牙，10～12岁萌出下第一前磨牙，10～11岁萌出上第一前磨牙和下尖牙，11～13岁萌出第二前磨牙和上尖牙，11～13岁萌出第二磨牙，17～21岁萌出第三磨牙。

恒牙一直长不出来的原因，基本上与乳牙病变、过早脱落、乳牙滞留和恒牙胚先天缺失、恒牙发育异常、恒牙位置异常、牙弓间隙不足等有关系。按照恒牙萌出的时间和顺序，就可以自己对照观察，发现问题也能及时去医院请医生检查确定。

（6）换牙期的口腔清洁

幼儿自6岁左右第一颗恒磨牙萌出，而后每一颗乳牙依次被相应位置的恒牙逐步取代，这一时期俗称“换牙期”。这一时期，乳恒牙混合并存，由于乳牙和恒牙大小不一，排列参差不齐，食物残屑容易滞留在牙面和牙齿间隙，倘若口腔清洁护理不当，容易出现龋齿、牙龈炎、错殆畸形，甚至还会影响恒牙的生长和萌出，因此要加倍关注换牙期的口腔清洁。每 3 ~ 6 个月给幼儿做定期口腔检查，早期发现及时治疗口腔疾病；鼓励幼儿多吃蔬菜和水果等纤维含量高且营养丰富的食物，既有利于增加牙齿的自洁作用，又有利于增强咀嚼能力促进颌骨生长发育；督促幼儿早晚刷牙，并使用软毛牙刷和含氟牙膏刷牙；请家长帮忙用牙线清洁幼儿口腔，家长手握牙线支架把牙线插入幼儿牙齿间缝隙，每天睡前清洁牙齿间缝隙一次。

定期检查
多吃纤维量高的食物
使用牙线
早晚刷牙

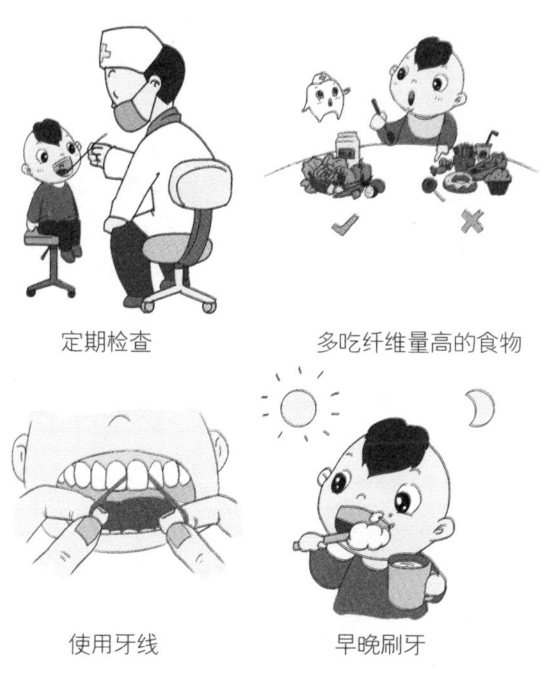

换牙期口腔清洁

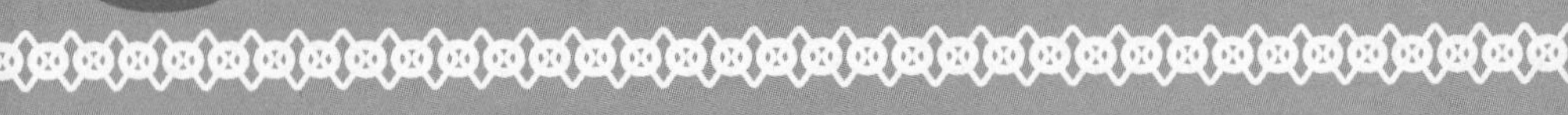

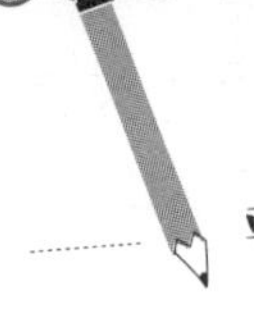

要点笔记

一、孩子换牙期要注意口腔清洁：

1. 每3～6个月给幼儿做定期口腔检查。

2. 多吃蔬菜和水果等纤维含量高且营养丰富的食物。

3. 使用软毛牙刷和含氟牙膏，督促幼儿早晚刷牙。

4. 家长帮助用牙线清洁牙齿缝隙，每天睡前一次。

我的笔记

05 儿童恒牙保健

（1）如何让恒牙长得整齐

经常会有些家长问医生："本来我孩子牙齿排得整整齐齐的，怎么一换牙就排不齐了？"事实上，恒牙能否长得整齐，涉及到儿童牙列与咬𬌗的生长发育，以及怎样做好口腔卫生保健等的问题。

牙齿排列和士兵排列一样也有队列。儿童从无牙列、乳牙列、混合牙列到恒牙列，牙列和咬𬌗处在不断发育和变化中，牙槽骨的发育与恒牙发育能否匹配，是关系到恒牙能否长得整齐的一个标志。

新萌出的恒牙个头比乳牙大，生理间隙的出现和牙弓的变宽变长，使得恒牙间的总牙量和牙槽骨的总骨量相匹配，是恒牙顺利萌出和整齐排列的重要条件。因此，及早锻炼孩子的咀嚼功能，对促使出现合适的生理间隙具有重要作用，当孩子出生5～6个月起，就应当给孩子补充各种半固体食物（蛋黄、果蔬泥等）；当乳牙萌出以后，就要循序渐进添加一些富含纤维、一定硬度的食物（谷类、豆类等），促进颌骨和牙弓生长发育；当乳牙列形成后，应该鼓励孩子多吃块状果蔬和坚果类食物。同时，要培养孩子建立早晚刷牙、饭后漱口、少吃甜食、不在

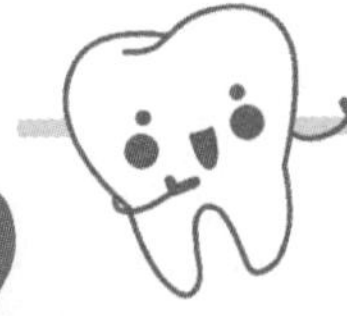

临睡前进食、定期检查等良好的口腔卫生习惯，如果乳牙因龋齿早失，应请口腔医生及时做间隙保持器，减低牙弓长度缩小的风险。

（2）儿童宜用“圆弧法”刷牙

选择一把适合幼儿手掌大小的软毛牙刷，将刷毛一侧贴在牙龈上，刷头塑料部分与牙䂮面呈平行水平。刷牙时，对准牙龈轻压刷毛，可见牙龈稍微发白，手腕稍作转动，顺着牙齿长轴，刷毛指向牙尖，缓慢旋转牙刷，部分刷毛达到龈沟区和邻间隙，对每个牙或每组牙，每次刷牙反复转动 5 ~ 8 次，从里向外慢慢移动重复，上牙从上往下旋转，下牙从下往上旋转。刷牙的舌侧面或腭侧面，用牙刷刷头的竖窄部分，切段紧贴刷毛根部，轻压刷毛，上牙从上往下刷，下牙从下往上刷，反复洗刷牙面 5 ~ 8 次。刷牙是控制牙菌斑的基本方法，清洁牙面和按摩牙龈是刷牙的主要目的，“圆弧刷牙法”有助于牙刷刷毛到达每个牙面、牙龈和邻间隙，以轻柔旋转的压力清除牙菌斑和按摩牙龈。

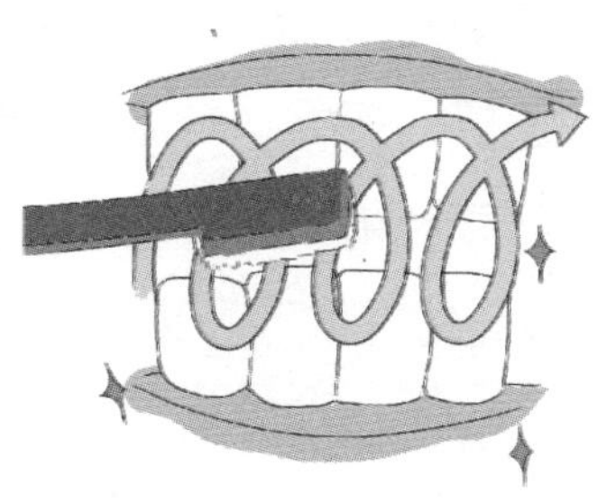

圆弧刷牙法

（3）儿童牙周炎的处理方法

虽说患牙周炎的成年人居多，但是儿童确实也有患牙周炎的风险，相关资料表明，儿童早期牙周炎的患病率在 2% ~ 3%。儿童患牙周炎最常见的是由牙龈的慢性炎症长期侵蚀牙周膜深层组织演变而成的牙周炎，这与软垢、牙石、食物嵌塞等局部因素都有关系。牙周炎导致患病儿童牙齿松动和牙龈出血，不敢吃东西、也不敢好好刷牙，牙面覆盖的牙垢就越积越多、咀嚼力严重减退，如此恶性循环，导致身体素质下降，人也长得矮小瘦弱。因此认真做好早晚刷牙和餐后漱口，定期做口腔检查，及时清除软垢、牙石和食物嵌塞，根据病情选择龈上洁治术、龈下洁治术、内壁刮治术、调整咬𬌗等方法，都对预防和控制儿童牙周炎发生和发展具有积极作用。

（4）儿童口臭怎么办

口臭指由口腔散发出的异味。不少人常因为口腔异味而羞于与人交往，甚至成为生活中的一种心理负担和精神压力。

生理性口臭一般表现为口气异味不明显，通常睡眠后基础代谢减低、口腔内颊舌运动变小、唾液分泌较少，自洁作用受到抑制，食物残屑被细菌利用发生腐败而产生的口气异味，但是睡醒后通过正确刷牙和餐后漱口可以很快清除。

病理性口臭是因口腔内组织异常、辛辣食品刺激、呼吸道疾病，消化道疾病以及血液携带等所致的口臭。口臭可分为口源性和非口源性，若闭口后，仍有口臭气味从鼻腔呼出，则为非口源性口臭，否则即为口源性口臭。① 80% ~ 90% 的病理性口臭为口源性口臭，大面积食物残屑、牙菌斑、牙结石堆积、龋病和牙周疾病等是口臭的常见原因。②非口源性口臭主要来源于呼吸道疾病（鼻窦炎、支气管炎、肺部疾病）、血液携带的恶臭物质（胃肠道、食管和肝脏等疾病产生的挥发性二甲基硫化物经血液带往肺泡随气体交换而呼出，以及大蒜和洋葱等辛辣食品也可经血液带往肺部呼出）。

有了口臭就应该及时带孩子去口腔医院查明原因，清除食物残屑、牙菌斑和牙结石，治疗龋病和牙周疾病，以及全身相关疾病，养成早晚刷牙餐后漱口的习惯，进食清淡食物，加强自我口腔卫生保健，口臭也是可以减轻或消除的。

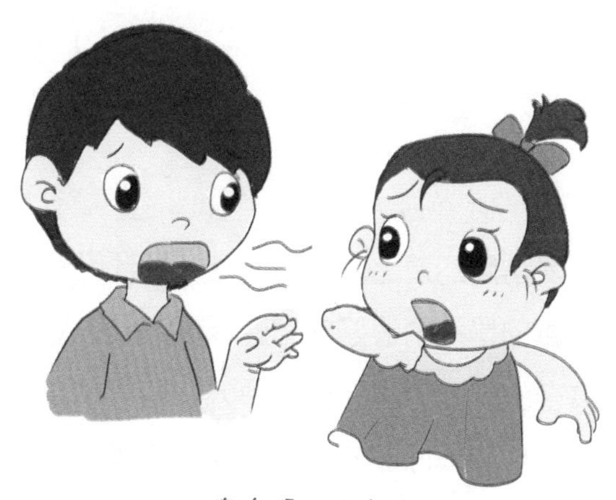

口臭有碍人际交往

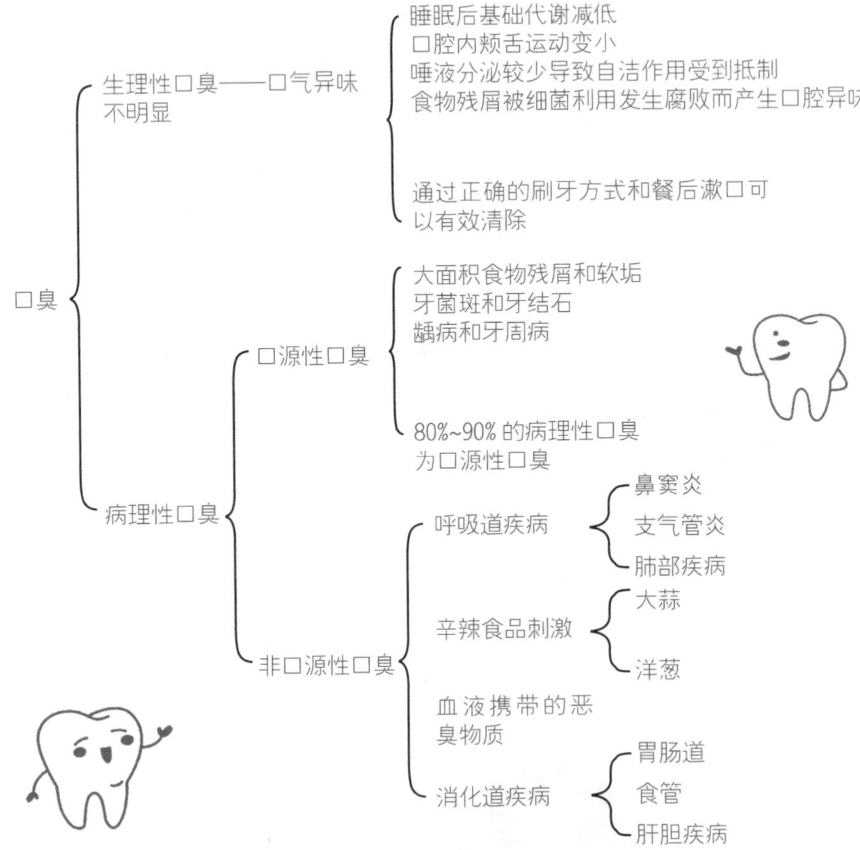

（5）儿童要用漱口水吗

漱口是最常用的清洁口腔的方法，让还没有形成刷牙习惯的儿童选择漱口是一个很好的口腔保健方法。对于家庭口腔卫生来说，漱口的目的自然是清除个人口腔中的食物残屑、松动的软垢和改善口腔异味。若牙体或牙周组织有感染，根据医生处方，使用加入一定相关药物的漱口水漱口，还能起到减少龋齿和抑制口腔微生物的辅助作用。

一般使用市售的成品漱口水、家庭自调的淡盐水或茶水来漱口。为了增强或提高针对性作用，辅助预防和治疗口腔病症，漱口水中加入不同药物便具有了不同的作用。如加入 0.05% 氟化钠的漱口水，就具有减少儿童龋齿的作用；加入清热解毒中草药的漱口水，就具有消炎杀菌和清新口气的作用。

儿童漱口时要在家长的监督下，含半口清水，闭上嘴，利用一半空气一半水的力量用力鼓漱，使漱口水与牙齿、牙龈、黏膜表面充分接触，并利用回转的水力反复冲洗口腔各部位与牙缝间，然后低头吐掉，才能起到有效清除食物残屑的作用。需要注意的是：漱口不能替代刷牙，因为它不能有效清除牙菌斑，教会儿童学习正确刷牙是必需和必要的；不推荐 5 岁以下儿童使用含氟漱口水，6 岁以上儿童，低浓度含氟漱口水（0.05% 氟化钠）每天一次，高浓度含氟漱口水（0.2% 氟化钠）每周一次，每次约 5 毫升含漱 1 分钟，具有较好的降低牙齿患龋的作用。

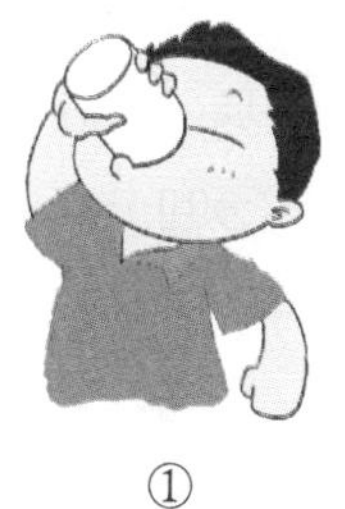
①

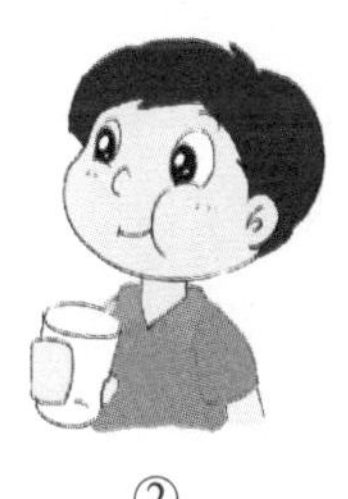
②

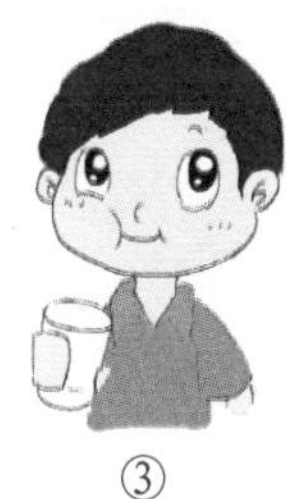
③

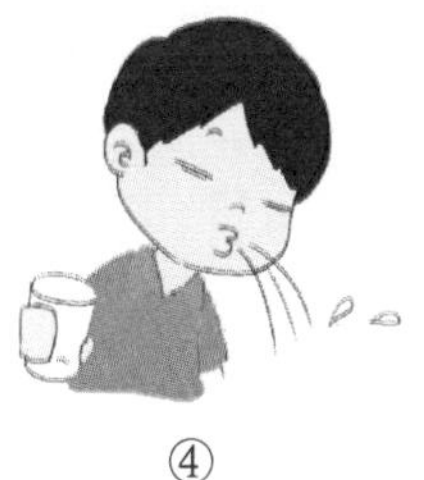
④

漱口水使用步骤

（6）儿童口腔溃疡怎么办

儿童口腔黏膜非常娇嫩，较易破损而形成溃疡，多见于口唇、颊舌黏膜、硬腭黏膜等处，溃疡面微凹陷，有黄色假膜，周围红肿充血，剧烈疼痛，进食时疼痛加重，孩子多有拒食和哭闹现象。引起儿童口腔溃疡原因是多方面的，有发热、病毒感染、消化不良、睡眠不足等全身因素，也有口腔黏膜受到机械性损伤的局部因素，而且局部因素更为多见，一种是一些儿童可能下意识咬唇、咬颊或有用铅笔尖、筷尖等刺戳脸颊习惯，引起相应部位的溃疡；另一种是儿童有吸吮拇指、玩具等较硬异物的不良习惯，由于儿童上腭黏膜较薄，经常受到异物的摩擦压迫，可形成圆形或椭圆形的较浅溃疡。

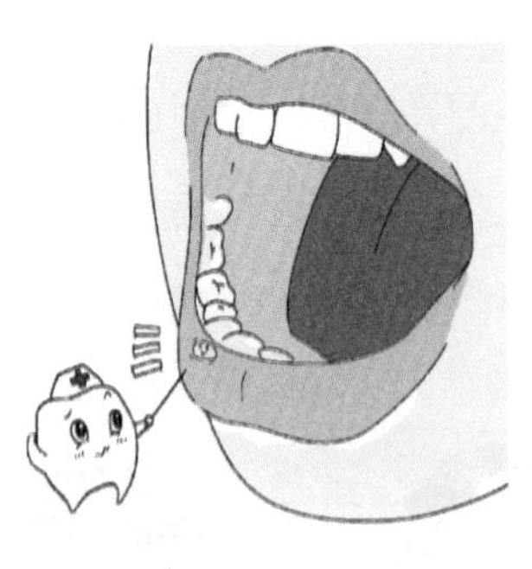

口腔溃疡

因此，防治儿童口腔溃疡的重点是减少不良刺激因素，纠正不良行为习惯，同时通过创面涂敷消炎防腐药控制继发感染，用药后一般1个星期左右，溃疡创面便可愈合。同时，要多喝水和进食清淡食物，必要时在吃饭前将表面麻醉药物（如1% 普鲁卡因）涂抹在溃疡面上，减轻吃饭时的疼痛。

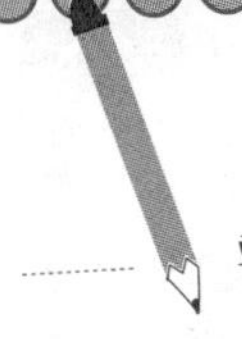

要点笔记

一、要想让儿童的恒牙长得整齐，需要在乳牙期就锻炼孩子的咀嚼功能。

二、预防儿童牙周炎需要做到：

1. 早晚刷牙，餐后漱口。
2. 定期做口腔检查。
3. 及时清除软垢、牙石和食物嵌塞。

三、儿童口臭应辨别其为生理性或病理性口臭，及早就医，同时注意自身口腔清洁。

四、防治儿童口腔溃疡重点需要减少对口腔的刺激，纠正不良行为习惯，同时在创面涂敷消炎防腐药，多喝水和保证饮食清淡。

我的笔记

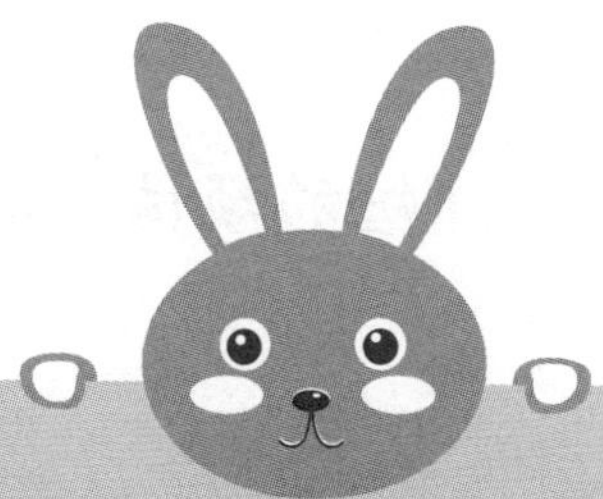

诊疗篇

牙疼不是病？

01 舌系带过短的烦恼

口底前方舌下正中部位有一条由舌黏膜的皱襞形成的结缔组织束带，即“舌系带”。

尚无牙齿萌出的婴儿，上下牙槽骨较低平，口底也浅，舌系带一端在舌尖附近，另一端附着接近于牙槽嵴顶。随着婴儿颌面牙槽骨的发育，牙齿的萌出以及舌头运动的增加，舌系带近舌尖部的附着点慢慢向舌根移动，而近牙槽嵴顶处的附着点慢慢向口底正中移动，原本紧张状态的舌系带也慢慢变为松弛状态，舌头的转动变得愈加灵活，抬起舌头可以舔到上腭稍后一点，舌体能全部伸出口外，在口腔内也活动自如。倘若“舌系带过短”，舌系带一直处于紧张状态，就会有一系列的表现，比如舌头伸出下嘴唇或向上腭卷翘的活动就会发生困难；又如舌系带区因哺乳时受到下颌门牙的刺激而发生溃疡；另外还可能影响吞咽、咀嚼和进食等，甚至可能发生发音困难，特别是舌腭音和卷舌音。

舌系带过短发生率会随年龄增长而逐渐降低（说明其有自行调整过程），还可以选择在孩子1岁以后，或学龄前做一个小手术，术后再配合做一些语言及舌运动训练，上述的烦恼就能解除了。

舌系带过短

02 唇腭裂的不良影响

唇裂和腭裂，民间俗称“兔唇”“豁嘴”“狼腭”“狼咽”，是一种口腔颌面的先天性畸形，发病率大约是千分之一。这是一种什么样的疾病呢？从胚胎发育角度看，怀孕 2 ~ 3 个月左右正是胎儿上唇和上腭互相融合和连接的时候，一旦受到遗传因素、母体受伤如病毒感染（感冒病毒、风疹病毒等）、内分泌失调、缺氧症、高烧、接触放射线、营养不良等各种因素的影响，使得胚胎正常发育及互相融合和连接过程受到阻碍，形成各种不同程度的畸形。唇腭裂除了会造成口腔及颜面部畸形外，还出现不同程度的饮食喂养、语言发展困难，给孩子的社会交往、工作学习等带来不良影响。

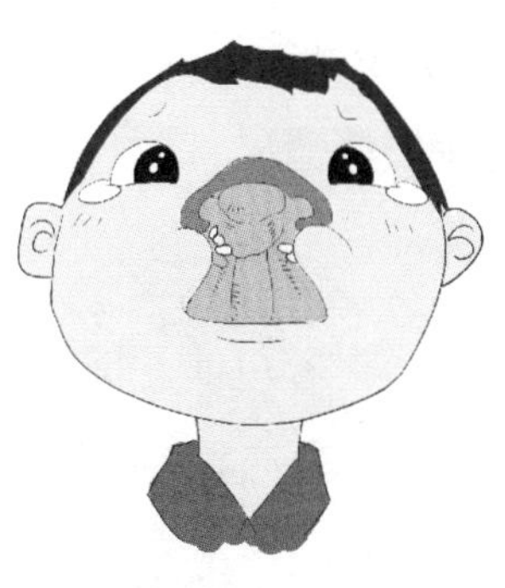

唇腭裂

唇腭裂可以通过手术修补，无论在外形还是在发音和语言学习方面，都可获得比较满意的效果。手术适宜年龄，一般认为单侧唇裂在 6 个月以上，双侧唇裂在 1 岁以上，腭裂在 2 岁左右。春秋两季为手术适宜时间。

03 真菌感染的鹅口疮

口腔感染白色念珠菌俗称“鹅口疮”，常发生在6个月内、营养不良婴儿，以及长期使用抗生素造成的“菌群失调”者，这是一种真菌感染。其感染途径主要包括：分娩是新生儿可能受到感染的重要环节；乳头或哺乳用具若感染白色念珠菌，常常也会使婴儿的口腔黏膜发生感染；婴幼儿在开始长牙时，牙床可能有轻微胀痛感，婴幼儿便可能爱咬手指或玩具，易把细菌、霉菌带入口腔，引起感染。“鹅口疮”好发于口唇、牙龈、舌头、两颊黏膜、上腭等处，受损部位出现黏膜充血水肿、黏膜表面覆盖不易擦去的点状或片状白色微凸的假膜，强行去除的话其下方可见不出血的红色创面。严重的鹅口疮患儿，口腔内白色雪花状假膜层层叠叠，因此也称“雪口”。患儿会烦躁不安，不愿吃东西且啼哭不停，有些患儿可能还有发烧情况。

白色念珠菌不适合在碱性环境中生长繁殖。可以采用鱼肝油滴剂涂抹创面、1% ~ 2% 小苏打（碳酸氢钠）溶液擦洗或涂些 0.05% 龙胆紫，局部涂布霉菌素混悬液，每 2 ~ 3 小时 1 次（须遵医嘱）。婴儿哺乳用具每次用碱水清洗并煮沸消毒，每次哺乳前也应该洗手和清洁乳头。

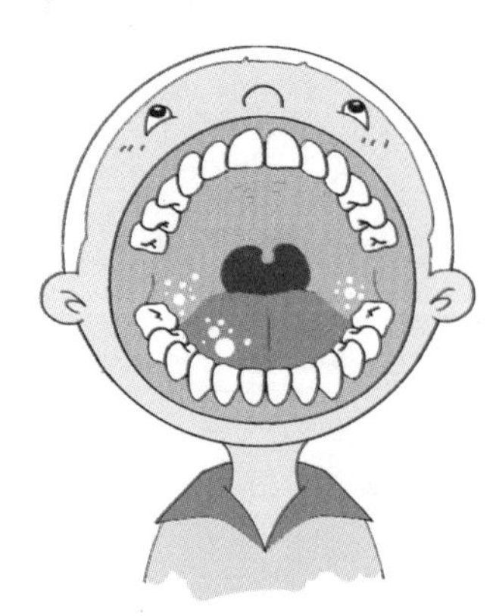

鹅口疮

04 疱疹性口炎和手足口病

疱疹性口炎与手足口病的区别

项目	疱疹性口炎	手足口病
年龄	6岁以下多见，最多发于6个月～2岁之间，成人也不少见	6岁以下多见
起因	单纯疱疹病毒	柯萨基病毒A-16型病毒、肠道病毒71型病毒
季节	不明显	夏秋季节最易流行
分布	丛集成簇发疱或融合性溃疡，常出现唇部皮肤黏膜接壤区病损	口腔黏膜任何部位，呈红斑及粟粒样小疱疹，易破溃糜烂，上覆灰黄色假膜，周围黏膜充血红肿；手背、手掌、足背、足底、踝关节及臀部皮肤可见针尖样、粟粒样大小的红斑或丘疹和小水疱
病程	一般为7～14天	一般为5～7天，可自愈
传播	通过呼吸道、疱疹液接触，胎儿可经产道感染	通过空气飞沫、接触或饮用污染的水源感染
预后	良好	良好

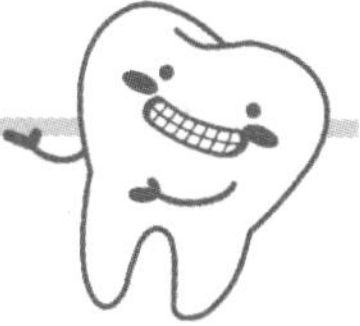

无论是疱疹性口炎还是手足口病的患者都需要避免接触其他儿童。尤其在幼儿园若发现手足口病疫情，需要及时隔离患者控制病源，保持室内通风良好，衣服被褥要曝晒，日用品、食具和便器都要消毒，亲密接触过患者的儿童可注射丙种球蛋白。疱疹性口炎局部消炎止痛尤为重要，可用 0.2% 氯已定水溶液漱口，抗生素糊剂局部涂搽等。

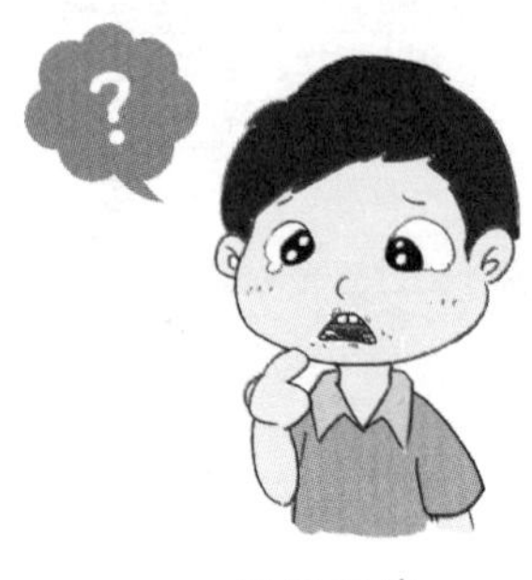

手足口病

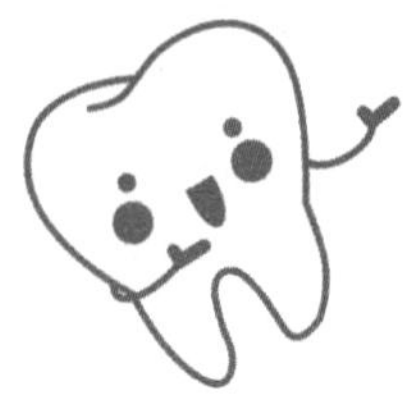

05 怎么会发生龋病

龋病，俗称蛀牙，是被一种细菌侵蚀牙齿而产生的牙病。那么细菌是如何跑到牙齿上，又是如何逐步龋坏牙齿的呢?

龋病是一种在致龋细菌、易感宿主、含糖食物等危险因素相互作用下，引起口腔微生态环境失调，导致牙齿组织发生慢性、进行性、破坏性的疾病。牙菌斑是引发龋病的始动因子。在龋病病因研究中，一般公认的说法就是“四联因素学说”，包括细菌因素、宿主因素、饮食因素、时间因素。随着生态学的发展，人们开始认识到社会环境和人的行为因素同样影响龋病的发生和发展。

细菌因素：公认的致龋菌包括变形链球菌、乳酸杆菌及放线菌，这些细菌能利用食物残屑中的含糖物质，经过复杂的化学变化，产生酸性物质，使牙菌斑下方的牙釉质脱钙，导致龋病发生。饮食因素：龋病与糖的关系密切，特别是含糖食物的加工形式、食用频率与致龋性的关联度大，过多过频地摄入甜食和酸性饮品，口腔中停留时间延长，可以促使牙菌斑中致龋菌连续代谢产酸，pH 值持续下降，超过唾液的缓冲能力，增加了牙面脱矿致龋的风险。宿主因素：牙齿发育矿化质地、牙齿表面形态结构、唾液酸碱度、口腔卫生行为和饮食习惯都成为引发龋病的重要宿主因素。时间因素：与其他慢性疾病一样，龋病发生也需要有一定的致龋时间，包括致龋菌在牙体上的滞留时间、牙菌斑酸性产物持续时间、pH 值低于临界的持续时间，这些时间越长龋病发生的风险就越大。

认识了龋病是一种多因素的疾病对预防和控制具有重要意义，只要能够阻断“龋病四联因素”的某一因素，龋病就不容易发生，甚至能够阻止龋病的发生。

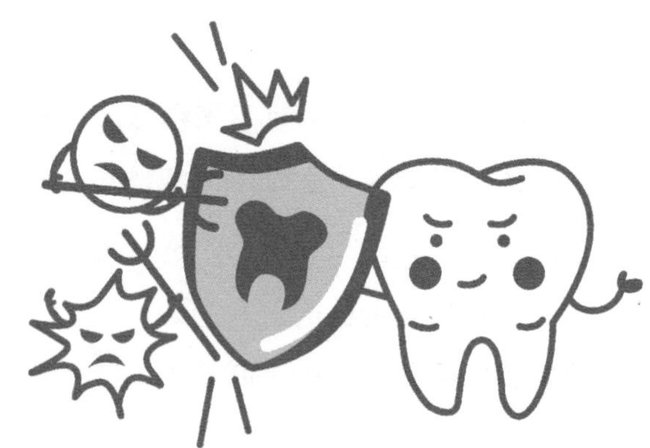

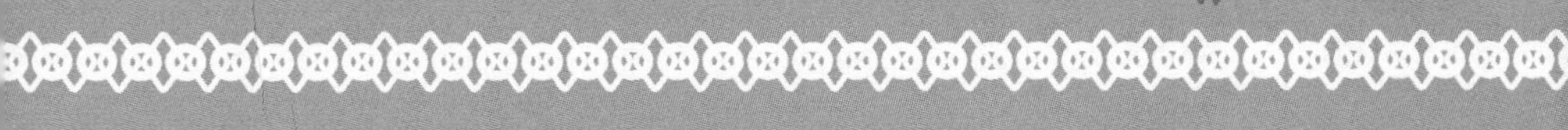

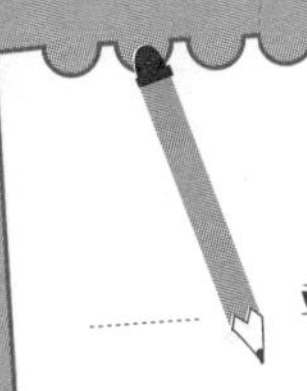

要点笔记

龋病的发生一般有四种因素：

1. 变形链球菌，乳酸杆菌及放线菌等细菌因素。
2. 过多摄入甜食和酸性饮品的饮食因素。
3. 牙齿发育情况、唾液、酸碱度、口腔卫生等宿主因素。
4. 致龋菌在牙体上滞留时间、牙菌斑酸性产物持续时间和pH值低于临界的持续时间的时间因素。

注意以上四种因素，阻断任何一环，可以有效预防龋齿。

06 龋病的危害

龋病不断发展带来的危害是不能小觑的，那种“乳牙反正要换的，不治疗也没关系”的观点更是害人不浅。由龋病带来的不良后果是多方面的：首先是对人体正常发育带来的影响。龋病发展到一定程度，咀嚼力会下降，胃肠消化与营养吸收能力会降低。患龋齿多的儿童与正常儿童相比，往往在身体和智能发育方面受到影响，这是因为龋病引起食欲减退和营养不良所致。其二是对语言学习和表达带来的影响。由呼吸肌将气流冲击声带发出的声音，传过咽喉经过舌、牙齿、口唇的有机配合，将声音转化为语言。牙齿在语言学习和表达中起到了重要作用，尤其是

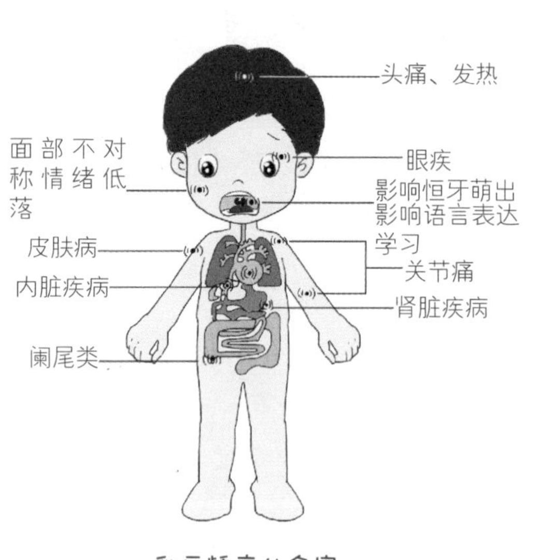

乳牙龋病的危害

门牙有利于发齿音，例如“S”“F”等，患龋病自然会妨碍儿童语言学习和表达。其三是对面部表情带来的影响。一侧患多个龋齿，儿童常会出现拒绝患侧咀嚼的情况，这种偏侧咀嚼会影响颌骨发育引起面部形态不对称，门牙龋坏或缺失的儿童会因害羞而不敢开唇露齿地欢笑，这些都影响面部表情对情绪的正确表达。其四是对心理状态带来的影响。龋病可影响乳恒牙的按时交替，造成牙齿排列不齐。儿童会因为牙齿排列不齐觉得难看，久之会形成性格内向，感情过于敏感，不善与人交往，精神情绪低落。其五是对恒牙萌出带来的影响。感染的乳牙会影响下方的恒牙胚，导致恒牙牙釉质发育不全，甚至导致牙源性囊肿；龋坏严重还可导致乳牙早失，可引发恒牙排列不齐、咬船关系紊乱。其六是对全身健康带来的影响。龋病在发展过程中，若得不到及时治疗，其细菌及代谢毒素可通过血运经根尖孔，引起急性蜂窝织炎，甚至败血症危及生命。若形成慢性病灶，当机体抵抗力下降时，感染会向全身扩散，引起关节、心脏、肾脏、眼睛等处疾病。

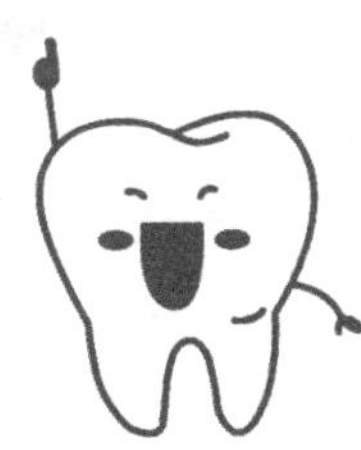

07 如何判断龋病的严重程度

常见龋病分类方法有三种：第一种是按照龋病进展速度，分为急性龋、慢性龋、继发龋；第二种是按照龋病病损部位，分为窝沟龋、平滑面龋、根面龋；第三种是按照龋病病变深度，分为浅龋、中龋、深龋。临床上常使用第三种方法判断龋病的严重程度，家长可据此方法介绍如何自我判断龋病的严重程度，不延误去口腔医院及时诊疗龋病的时机。

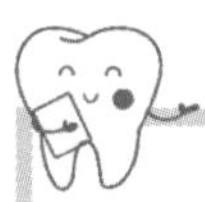
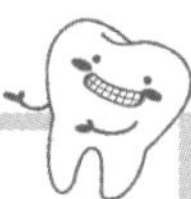

（1）浅龋。龋病大多数发生在牙冠部，仅限于牙釉质层改变，也有发生在牙颈部引起牙骨质层改变。由于牙釉质没有神经末梢，特点是一般没有感觉不被自己发现。如果定期检查可早期发现，及时获得诊疗，龋病也有可能停止发展。

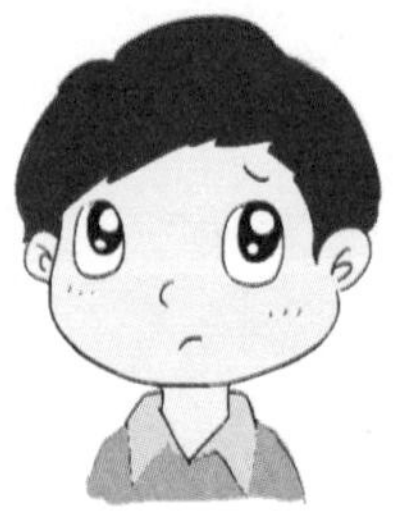
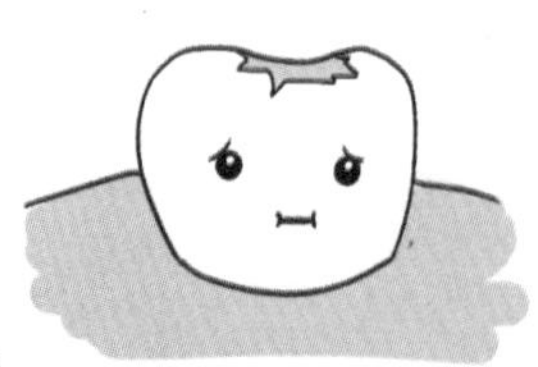

浅龋

（2）中龋。龋病侵蚀到牙本质浅层时，龋病的发展速度会变得快一些，容易形成龋洞，洞内牙本质发生脱矿且色素侵入呈黄褐色或深褐色，此时多无明显症状。若此时能够得到诊疗，可能一次性完成治疗过程，省钱省时。

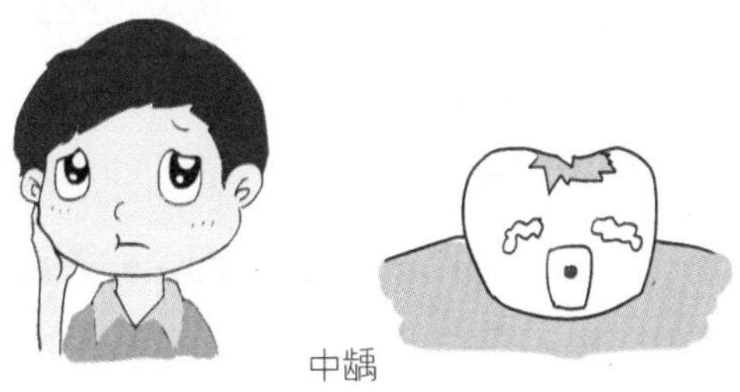
中龋

（3）深龋。龋病侵蚀到牙本质深层时，形成了较深的龋洞，并且接近牙髓腔。由于牙本质内有丰富的神经末梢分布，典型的特征是遇到冷、热、甜、酸等刺激能产生酸痛感，尤其是遇到冷刺激时更敏感，一旦去除刺激因素疼痛症状立即消失。食物残渣嵌入龋洞内也能产生明显疼痛。如果此时还得不到诊疗，深龋会进一步发展侵入牙髓腔，引起牙髓炎。

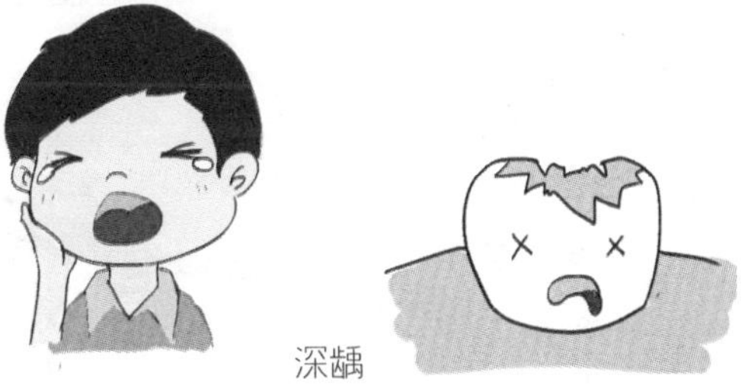
深龋

08 窝沟封闭是预防龋齿的好方法

刚萌出的恒磨牙，牙齿硬组织发育和钙化还不完全，咬船面上的点隙裂沟比较深，食物残屑容易嵌塞于此，加之其位置靠近口腔后部，不太容易清洗干净，成为口腔卫生的死角，非常容易在咬船面发生龋齿。

窝沟封闭又称为点隙裂沟封闭，是一种用高分子树脂材料涂布于恒磨牙咬船面，封闭咬船面上的点隙裂沟，保护牙齿免受细菌及其代谢产物的侵蚀，预防窝沟龋发生的有效方法。

新萌出的牙齿最适合做窝沟封闭，此时萌出的牙齿咬船面完全外露于口腔中，且与对船牙齿咬船面还未完全吻合。窝沟封闭是一种无创伤术，操作过程分为：清洁牙面、酸蚀、冲洗、干燥、涂布封闭剂、光固化、检查等步骤，窝沟封闭没有副作用，也没有不适感，大多数儿童都能够接受。由于窝沟封闭主要是预防窝沟龋，不能预防邻面龋和光滑面龋，因此还应采取不吃或少吃高含糖食品，用含氟牙膏刷牙，早晚刷牙、餐后漱口等自我口腔卫生护理措施。

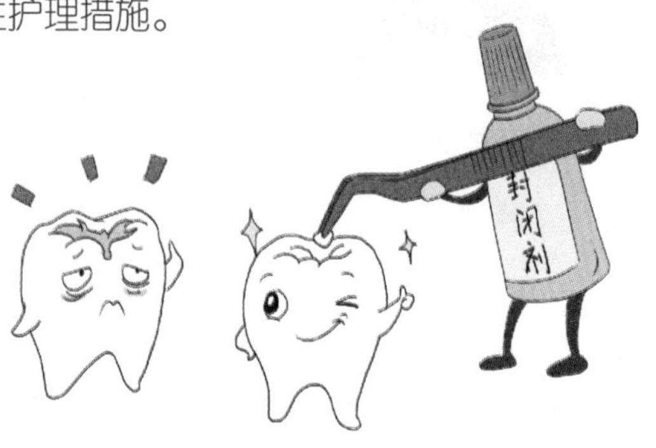

09 发生牙外伤的应急处理

最多见的牙外伤是“牙齿折断”和“脱位”两种情况，最常见的牙外伤部位是“门牙”。乳牙的牙外伤大多发生于2岁左右，此时的幼儿刚刚会跑，但是脚步不稳又不会判断环境危险与否，常会因为撞伤或跌伤而发生牙外伤；恒牙的牙外伤大多发生于小学和初中生，这时期的儿童特别好动、爱玩耍，大多因奔跑发生碰撞、跌倒而造成牙外伤。

发生门牙折断，应立即到口腔医院就诊检查，查看有没有其他部位的挫伤，比如有无牙槽骨骨折、有无牙根折断等，然后根据门牙损伤的程度和面积给予相应的诊治。若被撞掉一个角且未损伤牙髓，可用固定钉、复合树脂修复；若是牙髓被损伤就要先做牙髓治疗，然后再做牙冠处理。

牙外伤脱位一般有三种情况：①牙齿完全脱位，首先应区分是乳牙还是恒牙，如果是恒牙，应立即找到脱出的牙齿，用生理盐水、矿泉水等将牙面污染物冲洗干净。由于自来水里含有氯，对牙齿表面的细胞有破坏作用，因此不推荐使用自来水冲洗。如果要用，也应控制冲洗时间，不要超过 15 秒，冲洗后尽快将牙齿放回牙槽窝内，然后尽快就诊。如不能放回牙槽窝内，可将牙

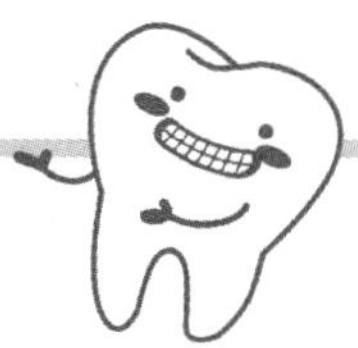

齿放到牛奶或生理盐水中，或放在小朋友或家长舌下，尽快赶到口腔医院就诊。②牙齿部分脱位，表现为牙齿伸长、松动。③牙齿挫入牙槽窝，表现为牙齿变短，甚至看不见。

对于所有的外伤都需要特别强调“争取时间，及时就诊”原则，以减少患牙因时间耽搁而可能出现的牙髓坏死、牙根吸收等并发症。保护好它们最重要的措施是预防在先。

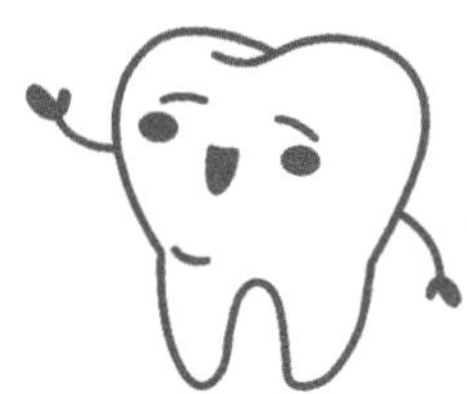

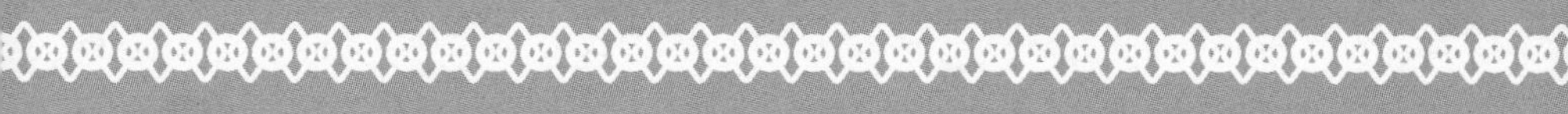

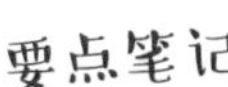

要点笔记

发现牙外伤脱位时，若完全脱位应区分乳牙还是恒牙，若是恒牙应立即找到脱落的牙齿，冲洗干净，尽快放回牙槽窝内。如不能放回，则可放在患者舌下或泡在牛奶、生理盐水里，及时就医。其他脱位情况也应当立即就诊，不能错过最佳处理时间。

我的笔记

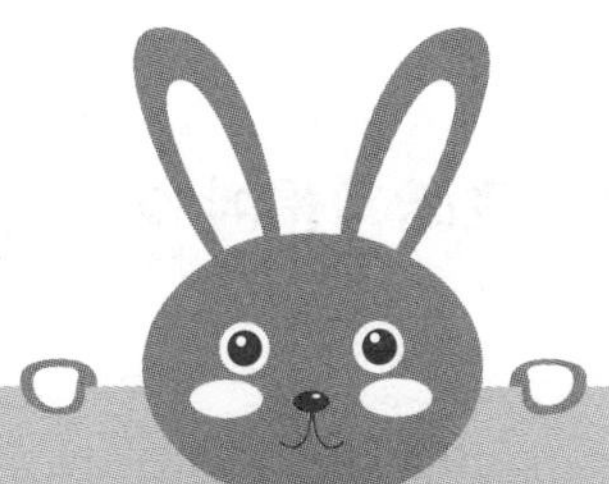

生活习惯篇

我的牙齿白又亮

01 不良的生活习惯对口腔健康有什么影响

你知道吗，生活中有许多不为人们关注，但却是有害于口腔健康的不良生活习惯。

（1）刷牙方法不当。选用头大、毛硬的牙刷，采用拉锯式的横刷方法刷牙，刷出“刷刷”的声音，觉得这样刷牙既干净又爽气，殊不知长期这样刷牙容易造成牙颈部呈现“>”字形缺损，医学上称为“楔状缺损”，遇到冷、热、酸、甜食物时就有酸痛感觉。

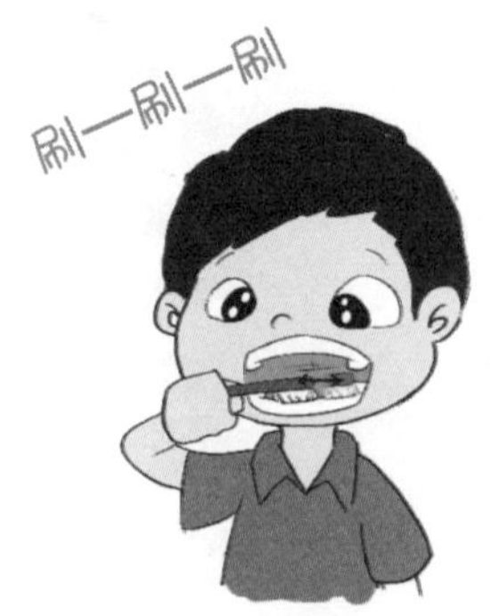

刷牙方法不当

（2）用牙齿咬硬物。有些孩子有咬铅笔、指甲、衣角等癖好，这种咬𬌗力量看似不大，但是也容易使牙齿位置改变，造成前牙开𬌗等不良后果。

（3）睡前喜吃零食。不少父母喜欢和孩子一起，在睡前边看电视边吃糖果饼干等零食，看完电视也不刷牙就睡觉了，如此细菌就有利用食物残屑发酵产酸的机会，极易发生龋齿。

睡前喜吃零食

（4）剔牙缝不当。当食物残屑嵌塞在牙缝时，可以使用牙线或牙签剔除，可是有些人却用火柴棒、发卡等又硬又粗的不洁物去剔牙缝，这就容易损伤牙龈，引发牙龈发炎与萎缩等问题。

（5）经常舔舐口唇。在秋冬转换季节，寒冷干燥西北风刮起，容易嘴唇发干，促使小孩经常舔舐口唇，没过几天在口角处和口唇处发生炎症、红肿或皲裂，嘴一张大就容易裂开出血。

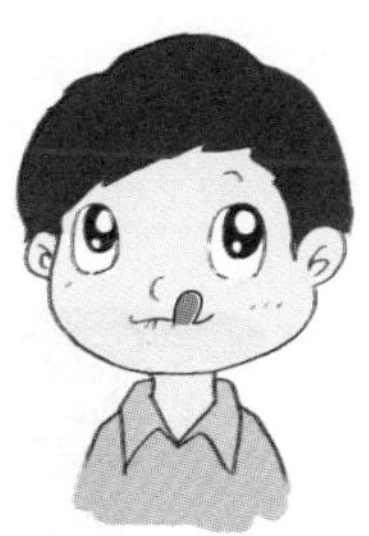

经常舔舐口唇

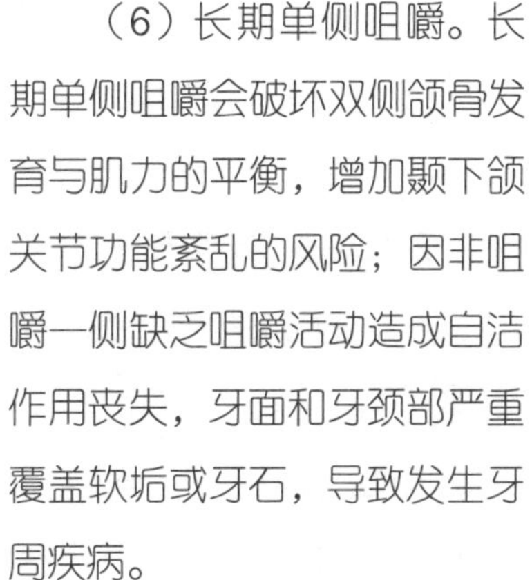

（6）长期单侧咀嚼。长期单侧咀嚼会破坏双侧颌骨发育与肌力的平衡，增加颞下颌关节功能紊乱的风险；因非咀嚼一侧缺乏咀嚼活动造成自洁作用丧失，牙面和牙颈部严重覆盖软垢或牙石，导致发生牙周疾病。

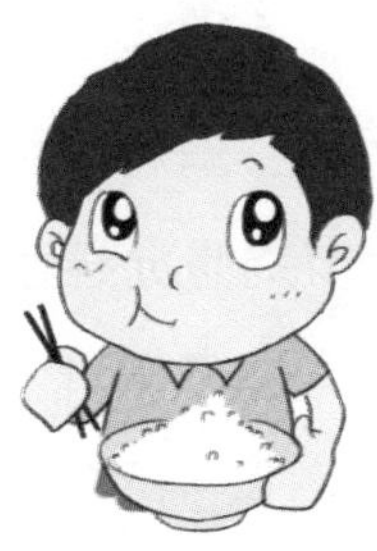

长期单侧咀嚼

02 给孩子建一个口腔保健档案

给孩子建一个口腔保健档案，这是一件值得点赞的好事。婴幼儿从第一颗牙齿萌出时就可以建立口腔保健档案，每年1 ~ 2次由家长带孩子去口腔医院，请口腔医生做定期口腔检查。一般口腔保健档案的基本内容，包括一般项目、口腔健康状况项目、问卷调查项目三个部分：（1）一般项目。包括幼儿姓名、性别、年龄、民族、出生地、家庭经济状况、父母文化程度、父母职业等信息，可以作为口腔疾病流行因素分析。（2）口腔健康状况项目。儿童口腔检查基本内容：牙列状况、龋病、牙周疾病、疾病需治等信息，获得既往患病和新发病情况等信息。（3）问卷调查项目。评估家庭自我口腔护理能力情况：双亲口腔卫生知识、态度与信念、双亲自身口腔卫生行为、呵护孩子刷牙与牙刷牙膏选择、带孩子就医行为等信息。

通过建立口腔健康档案和数据分析的办法，可判断孩子各年龄段口腔发育的状况，调节饮食，评估其龋病和牙周疾病的罹患风险，发现某种口腔疾病的发展趋势，提供有针对性的个性化口腔卫生指导建议。进一步明确孩子口腔健康程度，为早发现、早诊断、早处理提供相关依据。

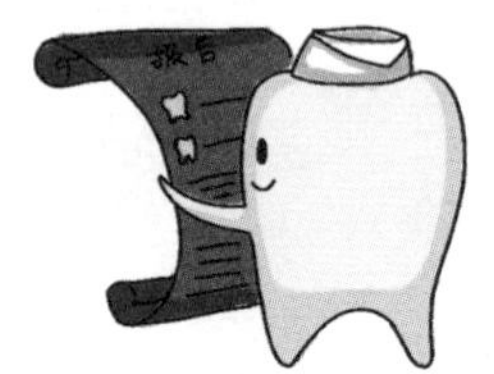

03 多吃"粗糙"的食物

处于生长发育关键时期的儿童，饮食营养是健康成长的必要基础，合理的膳食结构和饮食习惯会使儿童受益终生。现代医学营养学研究确认，膳食纤维是人体必需营养素的"第七营养素"，这七种营养素分别是蛋白质、脂类、糖类、维生素、水和无机盐（矿物质）、膳食纤维（纤维素）。传统高纤维的食物，包括麦麸、玉米、糙米、大豆、燕麦、荞麦、茭白、芹菜、苦瓜、甘蔗等。动物实验表明，蔬菜纤维比谷物纤维对人体更为有利。膳食纤维对人体的主要作用，包括润滑肠道、促使肠道正常蠕动、吸附肠道有害物质、吸附或排出过多胆固醇、预防或改善便秘等。

现在社会经济发展很快，随着生活条件的改善，人们喂养孩子的饮食习惯也变得越来越精细，使得儿童口腔的骨骼、肌肉、牙齿的咀嚼活动相应减少，牙缝滞留食物残屑、牙面黏附牙菌斑的机会相应增加，罹患龋病、牙周疾病、牙齿排列不齐等疾病的风险因素悄然增长。多吃富含纤维的食物不仅对儿童均衡营养具有重要意义，而且对促进口腔健康发育和呵护口腔卫生保健具有特殊作用。注意补充纤维性食物，一方面能够逐渐增强儿童的咀嚼和吞咽能力，锻炼颌面部肌肉，促进颌骨生长发育，

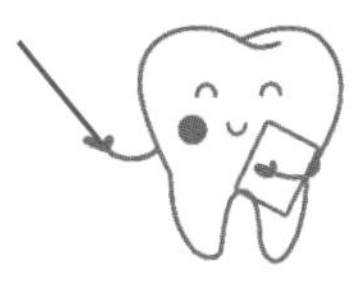

骨量增长适合牙量需要，减少因牙槽骨位置不足而发生牙齿排列拥挤的问题；另一方面利用食物纤维相对耐嚼的特点，通过咀嚼运动提高对牙齿自洁效用，减少食物残屑和牙菌斑滞留和形成速度，减少罹患龋病的风险；再一方面足够的咀嚼刺激，能够刺激乳牙顺利完成生理性牙根吸收过程，减少恒牙已萌出而乳牙却仍未脱落的滞留现象。

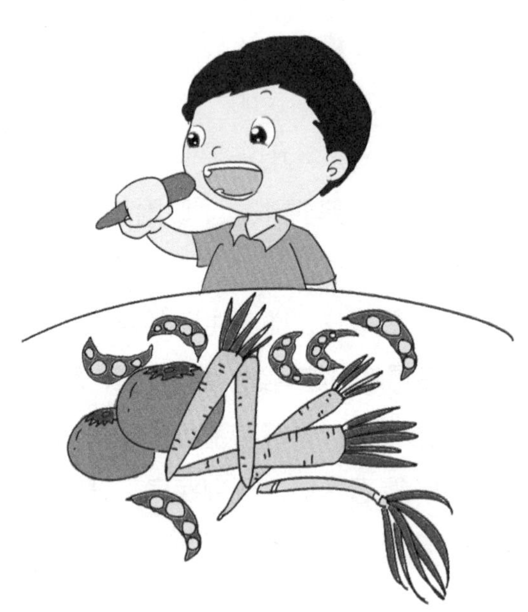

多吃“粗糙”的食物

04 合理选择牙刷牙膏

刷牙的目的有两个：（1）清洁牙齿。刷牙可减少食物残屑滞留在牙齿表面、牙缝和牙齿周围，减少牙菌斑形成，降低发生龋齿的风险。（2）按摩牙龈。在清洁牙齿的同时，按摩牙龈促进血液循环，增强牙龈组织抵抗细菌的能力，增加保护和支持牙齿的咀嚼力量。

一般来讲一把适合儿童的牙刷应具备以下特点：刷头小，在口腔里转动灵活；刷毛软且有弹性，能够刷净牙面及牙缝中的牙垢；刷毛疏密得当，易于刷毛透风和干燥；每根刷毛末端经磨毛处理，对牙体和牙龈组织没有损伤；刷柄长短适合自己手掌把握，有一定弹性且不易折断，安全性好。一支合适儿童的牙膏应具备的特点：微香型，且安全无毒。一般儿童喜欢果香型的牙膏，可增加刷牙的愉悦感；具有防龋辅助作用，推荐使用含氟牙膏；膏体细腻无刺激性不伤牙齿牙龈；能够清洁牙齿、清新口气，获得专业机构认可。

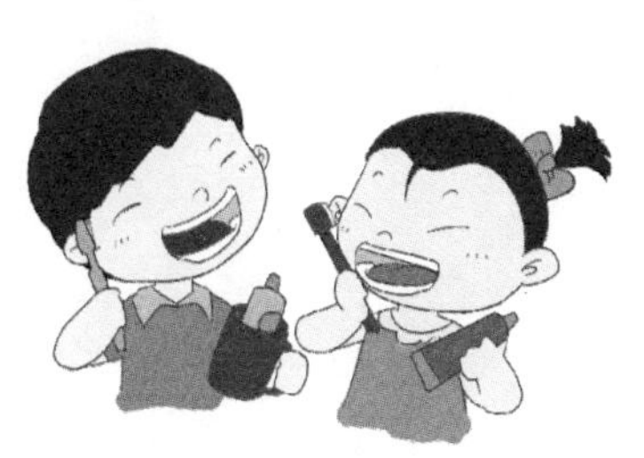

选择合适的牙刷和牙膏

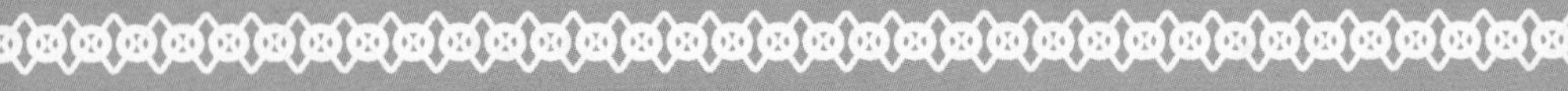

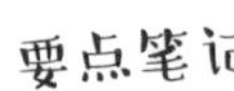

要点笔记

儿童牙刷的选择：

1. 刷头小，刷毛软且有弹性
2. 刷毛疏密得当
3. 刷毛末端有磨毛处理。
4. 刷柄长短适宜，不易折断

儿童牙膏的选择：

1. 微香型
2. 含氟牙膏
3. 膏体细腻无刺激
4. 起到清新口气的作用

05 牙刷的使用和保管

刷牙后，牙刷毛间往往黏有口腔中的食物残屑，同时也有许多细菌黏附在上面。这些细菌可以通过直接吞咽或破损的口腔黏膜及龋洞侵入人体，引起疾病。可见不清洁的牙刷是多种疾病的传染源之一，保持牙刷的清洁是使用牙刷的前提。

每次刷牙后，要用清水多次冲洗牙刷，然后尽量甩干刷毛上的水分，将刷头朝上放在漱口杯里，置于通风处或者放在有日光的地方，切忌把牙刷放在橱柜里、盒子中或刷头朝下放在漱口杯内，这样牙刷毛的水分不易干燥，潮湿的牙刷有利于细菌滋生和繁殖。家庭中应该每人一把牙刷，防止交叉感染，刷牙时不要把牙刷浸泡在热水中，用受热的牙刷刷牙，刷毛容易弯曲和倒伏，失去清洁牙齿的作用。一般情况下，应当每 3 个月左右更换一把牙刷，因为牙刷使用大约 3 个月后，牙刷毛会发生弯曲和倒伏的情况，清洁牙齿的效果也就大打折扣。在幼儿园集体生活中，有条件的话应当在每次吃完点心和餐后组织幼儿刷牙。

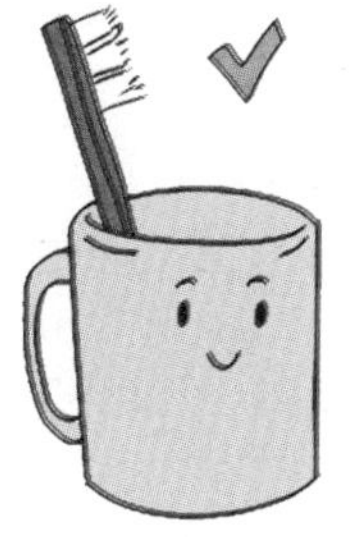
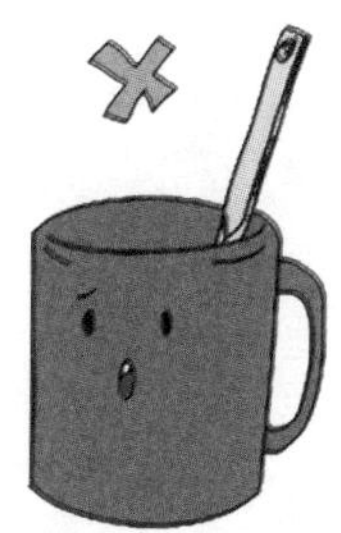

正确保管牙刷

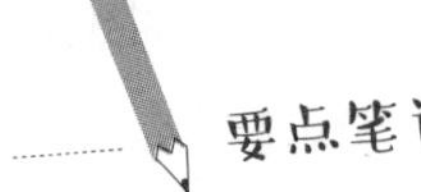

要点笔记

使用牙刷的注意事项：

1. 刷牙后，清水冲洗干净牙刷，甩干水分，刷头朝上。
2. 每人一把牙刷。
3. 不要用热水浸泡牙刷再刷牙。
4. 每3个月更换一次牙刷。

06 要不要参加学校的涂氟

含氟涂料涂布于牙齿表面后，会很快凝固形成一层薄膜。含氟涂料通常含有 0.1% ~ 5% 的氟化钠、乙醇、乳香树胶、流动增强剂、糖精、调味剂等成分。含氟涂料一般能显著降低龋齿患病率 20% ~ 40%，比较适用于患龋率高的儿童患龋人群，最好所有牙齿都涂布。

2006 年 11 月世界卫生组织在日内瓦召开的“使用氟化物促进口腔健康全球专家大会”上，与会专家督促世界各国政府和其他有影响力的组织进行有效立法，以确保世界各国人民都能够获得用于促进口腔健康的含氟制品。目前我国已连续数年将儿童乳牙涂氟纳入国家财政专项资金支持项目，各省、市、自治区卫计委都高度重视，组织专业服务力量落实此项目，例如在上海，所有公立幼儿园每年都由学校组织幼儿接受乳牙涂氟活动。

实际上含氟涂料可以看作是一种持续渗入牙釉质的储存库。为幼儿涂氟时，首先用牙刷彻底清洁牙面，用棉球或气枪吹干牙面，用小刷子或棉签将 0.3 ~ 0.5 毫升涂料直接涂布于牙面上，并嘱咐幼儿 2 ~ 4 小时不要进食，当晚不刷牙，涂膜保持 24 ~ 48 小时。一般推荐每年 2 ~ 4 次。

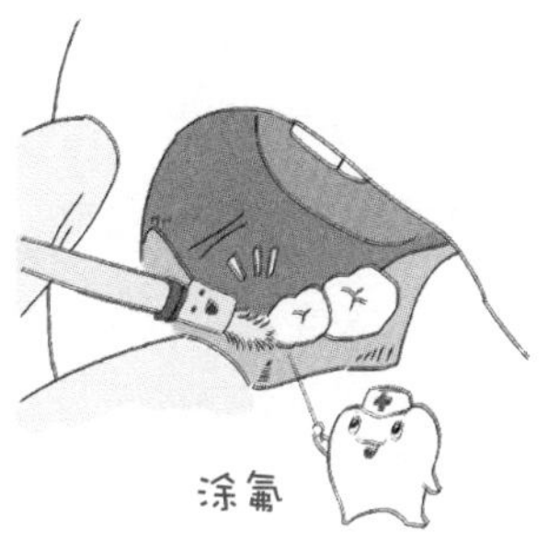
涂氟

07 不良的口腔习惯有哪些

婴幼儿时期的不良口腔习惯包括吮吸手指、吐舌舔舌、张口呼吸、咬唇抿嘴、偏侧咀嚼、啃咬物品、睡姿异常等，统计表明约 25% 的各类错𬌗畸形病因是由口腔不良习惯引起的。

（1）吮吸手指。可能会出现上前牙前突，开唇露齿等问题，还会影响语言发音。

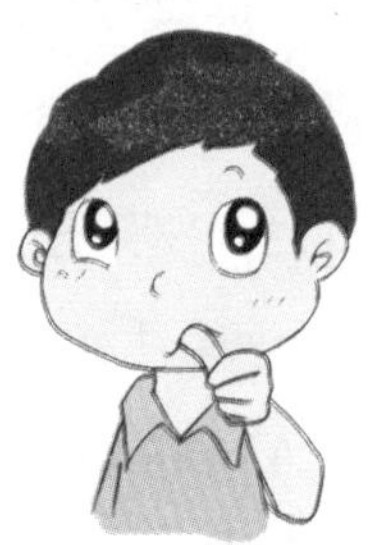
吮吸手指

（2）吐舌舔舌。可能会引起前牙开𬌗及上颌前突。如果同时舔舐上下前牙，也可能会出现上下牙弓前突的问题。

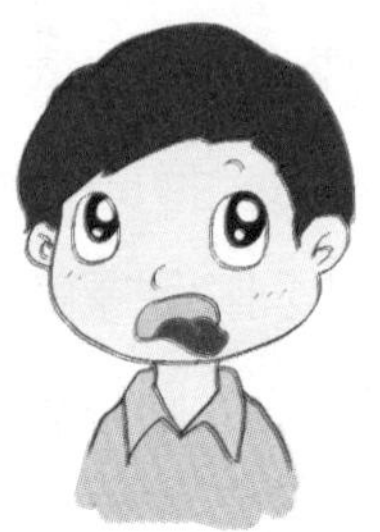
吐舌舔舌

（3）咬唇抿嘴。儿童在受到委屈等情绪影响时，就会出现咬唇抿嘴的动作。若形成咬下唇的习惯，容易造成前牙深覆盖；咬上唇的习惯则容易造成前牙反𬌗。

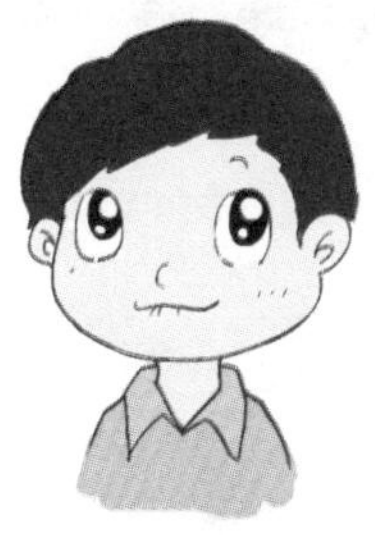

咬唇抿嘴

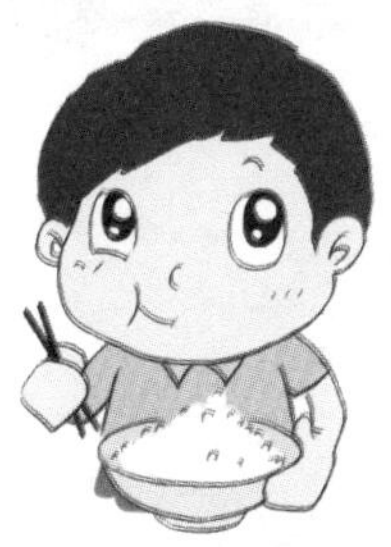

偏侧咀嚼

（4）张口呼吸。由于某些疾病原因造成经常张口呼吸，破坏了口腔和鼻腔气压的平衡，容易出现上腭高拱的问题，同时还会出现两侧颊肌压迫两侧牙弓的问题，造成牙弓狭窄、上前牙前突、开唇露齿等畸形。

（5）偏侧咀嚼。因为一侧有严重的龋病、多个牙齿缺失或牙齿排列严重错位等病症，迫使患儿放弃患侧的咀嚼。“用进废退”可能引发患侧颌骨发育不足，表现为面部不对称。

（6）啃咬物品。由于某些心理压力，有些孩子会表现出啃咬铅笔或指甲的行为，久而久之可能会出现小开殆的问题。

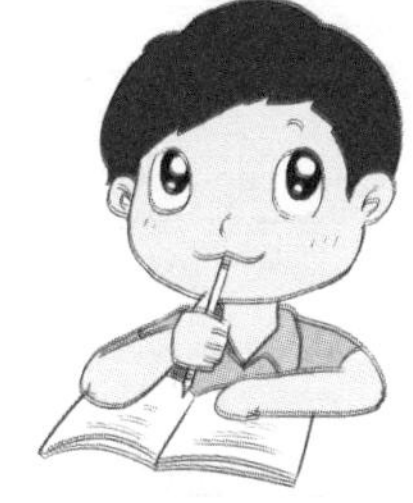

啃咬物品

（7）睡姿异常。常用手肘、拳枕在脸下，或喜欢趴着睡觉的孩子，因面部长期受压，会妨碍牙齿和颌骨的正常发育，引起面部发育不对称。

我的笔记

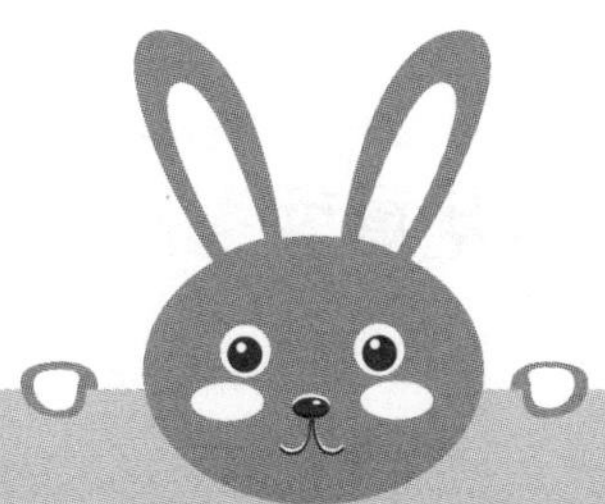

常见问题篇

关于牙齿的十万个为什么

01 什么是牙菌斑

一种公认的说法，牙菌斑是细菌利用牙齿表面的获得性膜，形成黏附于牙面的一层黏而软、半透明、不定型、非钙化、不易被清除的膜状菌落融合物，由菌丛和细菌间的胶状基质所构成，成分包括水、微生物、蛋白质、类脂、多糖、钙、磷、镁等，是细菌赖以生长、进行复杂代谢活动的生态环境，其代谢产物是龋齿和牙周疾病的始动因子。牙菌斑中的产酸菌（乳酸菌、变形链球菌等）利用吃下去的食物残屑发酵产酸，酸性物质侵蚀牙齿，造成牙齿软化和脱钙，慢慢就形成了龋齿；细菌代谢产生的有害物质，包括白细胞毒素、内毒素、各种酶和代谢产物侵袭牙周组织，抑制宿主防御机能、降解牙周结缔组织、抑制成纤维细胞和骨细胞，导致牙周组织损伤，使其变得组织疏松，触之易出血，引发牙龈炎和牙周炎。

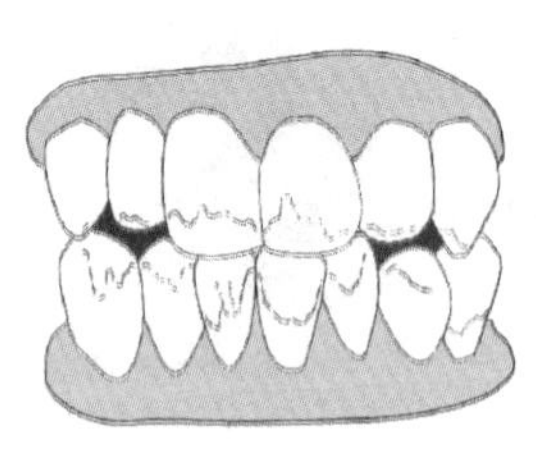

牙菌斑

牙菌斑最容易黏附在牙齿表面的点隙裂沟、牙颈部和牙齿之间等不易清洗的部位，一般清洁措施如漱口和冲洗不易清除，即使人工清除后 1 ~ 6 小时内还能重新形成牙菌斑，因此每天需要有效刷牙，最大限度清除牙菌斑。

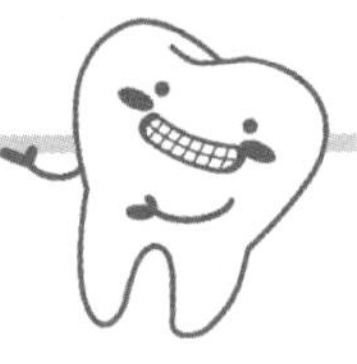

02 什么是牙结石

牙结石也称牙石。黏附在牙面上的食物残渣、软垢和牙菌斑，与唾液中的矿物质结合，逐渐钙化成粗糙坚硬的牙结石，牙结石的外观呈现灰棕色或灰褐色，轻度牙结石附着在牙颈部，重度牙结石则布满于整个牙面。粗糙坚硬的牙结石既对牙龈是一种机械刺激，又有利于新的牙菌斑黏附，细菌代谢产生毒素，进一步重复损伤牙龈，牙龈肿胀出血、时间长了牙龈会萎缩，牙根也会暴露。

牙结石形成的速度因人而异，它的形成受到唾液成分、饮食习惯、口腔卫生习惯等因素影响，最快可形成于洁牙后的 48 小时。

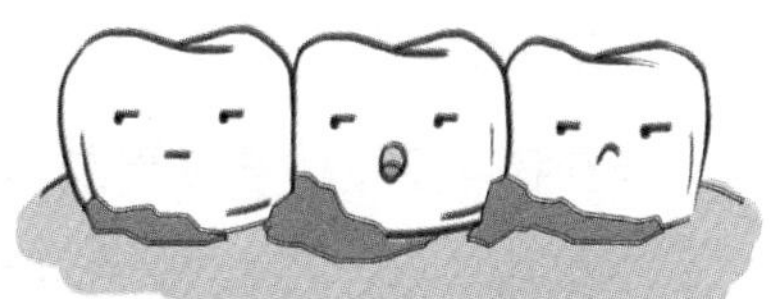

牙结石

牙结石的存在是牙龈炎和牙周炎的局部原因之一，清除牙菌斑和去除牙结石是预防和治疗牙龈炎和牙周炎的重要基础治疗。首先要加强自我保健，选用毛软有弹性且磨毛的牙刷，每日早晚 2 次正确刷牙，尤其是睡前刷牙很重要，尽量清除牙菌斑，做好自我口腔卫生保健。其次寻求专业保健，由口腔医生进行洁牙治疗，采用超声波技术清除牙菌斑和去除牙结石，每年至少进行 1 次专业洁牙。洁牙过程中会有一些轻微出血和短暂敏感反应，一般不会伤及牙龈和牙齿，更不会造成牙缝变大和牙齿松动的问题。

03 什么时候做牙齿矫正最适当

“医生，孩子牙齿不整齐，什么时候可以做矫正啊？”“听说，需要拔掉几颗牙齿才能进行矫正，这是真的吗？”在门诊上经常会听到一些家长忧心忡忡地向医生询问一些关于孩子牙齿矫正的问题。

牙齿排列不整齐的原因有很多，比较常见的是乳恒牙交替时期出现的排列错位。由于恒牙个头比乳牙大一些，当牙量大于骨量时，会出现牙齿排列拥挤问题。不过大多数情况下这是一种暂时性的排列不齐问题。人体有一种潜在的自行调整牙齿排列的能力，随着颌骨发育增大，骨量与牙量处于匹配的情况下，牙齿排列便趋于整齐了。因此，对于轻度拥挤的孩子，医生会说，不必急于矫正，等孩子乳恒牙交替完成后再判断是否需要矫正。通常12 ~ 15岁被认为是恒牙期牙齿排列不齐矫正的最佳时期，此时恒牙萌出并达到一定高度，能有效佩戴相应的矫治器，牙槽骨对正畸所需的加力有良好的反应能力，牙齿可以按照医生设计的方向顺利移动而达到满意的效果（注：但是对于有些问题还是需要及早、及时治疗：比如乳牙期的前牙反䃍在4 ~ 5岁时就可施行矫治；又如换牙期的前后牙反䃍、后牙锁䃍也应及早治疗；再如因上下颌骨不协调引起的上颌前突、下颌后缩、前牙深覆䃍，以及不良习惯造成的各种错䃍畸形都应及早干预）。

一般矫正过程中，牙齿以每月 1 毫米的速度在骨骼中移动，治疗时间大约需要 2 年，矫正治疗后通常还需要佩戴保持器大约 1.5 ~ 2 年。

儿童时期矫正好牙齿具有周期短、费用少、效果好的优点，不仅可以让孩子获得面容上的协调、美观，而且可以使孩子重拾信心，有利于社会交往。需要提醒的是，正畸期间应该特别注意牙齿的清洁问题，做到每次餐后有效刷牙或漱口，及时清除食物残屑和牙菌斑，可以使用一些含氟制剂对牙面进行涂布，以增强牙齿抗龋能力。

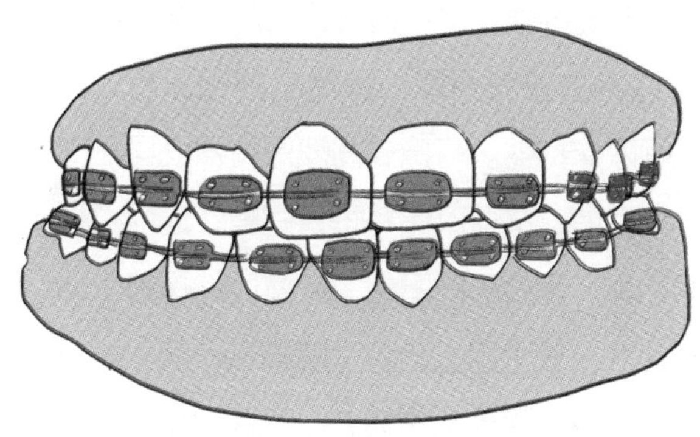

牙齿矫正

04 什么是间隙保持器

正常情况下，牙齿之间依靠近远相邻和上下咬殆的多方面力量相互平衡作用，才能在牙弓中保持正确的位置。儿童在成长过程中由于某些原因（乳牙或恒牙由于严重的龋病、牙髓病、根尖周病、恒牙异位萌出、乳牙牙根过早吸收、乳牙或恒牙外伤、先天性乳恒牙缺失等），不到替牙期就发生某牙齿缺失。如果对缺牙部位管理不当，就会造成邻牙移位导致错殆畸形发生，尤其是乳牙过早丧失，将影响恒牙正常萌出而造成恒牙排列不齐问题。为防止相邻牙齿向缺牙部位倾斜和对殆牙齿向缺牙部位伸长的问题，需要在缺牙部位安装间隙保持器，保持缺牙部位的上下、左右的间隙，以利恒牙正常顺利萌出。

间隙保持器主要有两种：固定式间隙保持器和可摘式间隙保持器。可摘式间隙保持器既可以保持近远中间隙，又可以保持垂直间隙，还可以恢复咀嚼功能（需孩子的配合）。戴间隙保持器的孩子应每 3 ~ 6 个月去口腔医院检查一次，看看间隙保持器有无松动和破损，以确保安全。

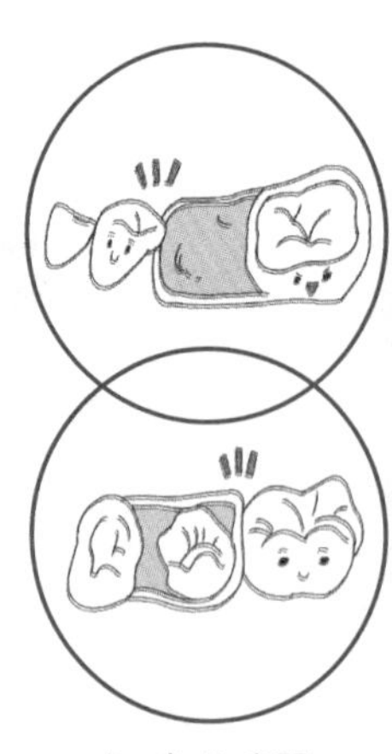

间隙保持器

05 牙齿麻醉会伤害孩子大脑吗

牙齿麻醉是儿童口腔疾病治疗中必不可少的一种手段。儿童牙齿麻醉主要有表面麻醉、浸润麻醉、阻滞麻醉等几种，通常情况下是不会伤害大脑的，但是也不存在绝对安全的麻醉术。在实际应用中如何既减轻患儿的恐惧和疼痛，又能达到安全目的，自然成为大家关心的问题。

牙齿麻醉可能会产生的损伤，包括麻醉引发的昏厥、过敏反应、中毒、肿胀、感染等并发症，而且极度紧张带来的心理恐惧也会造成心理伤害。因此，选择既安全又有效的麻醉方法，同时减轻儿童就诊的恐惧心理，是确保儿童牙齿麻醉安全的首

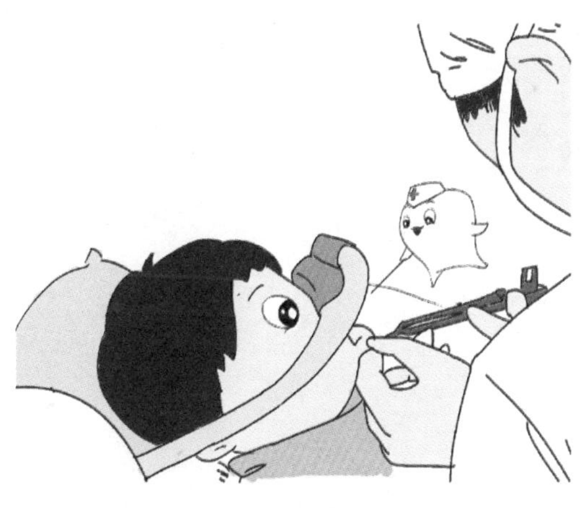

牙齿麻醉

要条件。首先医生会根据儿童年龄差异选用不同方法，对于小年龄儿童，不会当着患儿的面，准备针头、器械等手术物品，以免孩子产生恐惧和不安，最严重的甚至会产生反射性呕吐，带来严重的心理恐惧阴影；对于年龄稍大一些儿童，看不见手术物品反而会产生恐惧心理，医生会适当让他们看看手术物品，简单说些手术物品的用法给他们听，反而能起到配合治疗的效果。

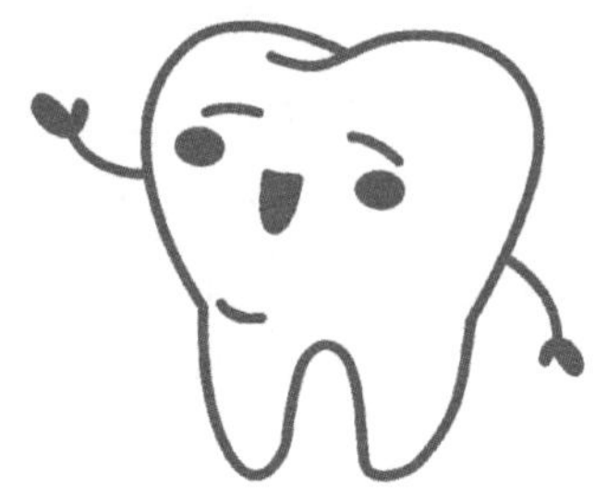

06 牙齿不好会遗传吗

研究表明，部分牙齿和颌面畸形的确有一定的家族遗传倾向。如牙齿数目异常的父母，其孩子出现牙齿数目异常的机率会较正常人高。

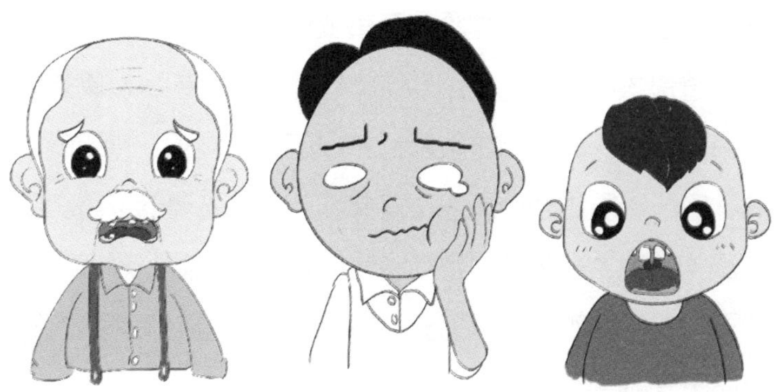

07 正确使用牙签和牙线

单凭刷牙并不能完全清洁牙齿的邻接面，因为牙刷刷毛不能够完全伸入牙齿间隙内，牙齿间隙就比较容易滞留或堆积牙垢和牙菌斑，所以牙间清洁很重要。

牙间清洁的目的是清除牙间隙里的牙菌斑，所使用的工具包括牙签、牙线、牙间刷、冲牙器。其中最常用的工具还是牙签和牙线，它们各有优缺点，那么如何正确使用牙签和牙线，对牙间清洁和维护口腔健康具有重要作用。

牙签最大的优点是使用方便，也有一定的剔除食物残屑、牙间清洁的作用。牙签的材质包括木质的、竹质的、骨质的、塑料的等，应选择质量好、清洁、有弹性、尖端光滑的牙签。使用时将光滑的尖端，沿着牙颈方向轻轻插入两牙之间，轻作前后上下移动剔除嵌塞食物，切忌将牙龈乳头作支点，撬棒似的用力剔除，以免损伤牙龈产生萎缩。

牙线最大的优点是对牙龈乳头的损伤较牙签小很多，是比较好的牙间清洁工具，但对于初学者来说，使用牙线可能要比牙签麻烦一些。牙线的材质包括尼龙线、丝线、涤纶线等，还可根据需要选用上蜡、有被衣、添加香味、添加氟化物等成分

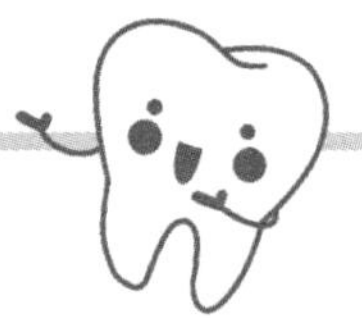

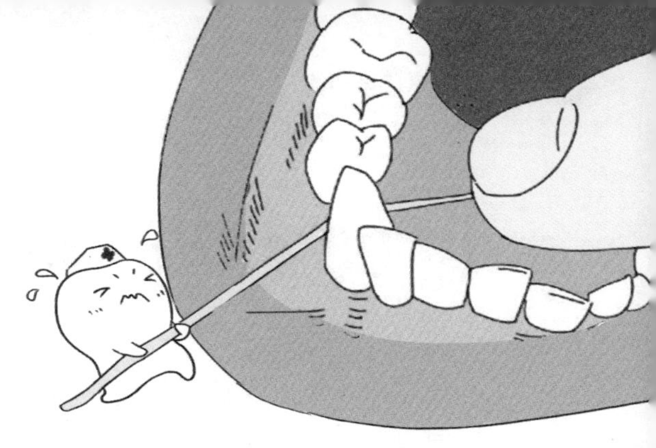

正确使用牙线

的牙线。使用时两手各持线的一段，两端缠绕在两手的中指，线段间距约 15 厘米，选好一定支点，然后在嵌塞食物的两牙之间将牙线通过接触区进入牙间隙，将牙线在牙颈部作前后方向拉动，可拉动到牙龈沟底但不要进入牙龈组织，清除食物残渣、清洁龈沟区和邻面牙菌斑。如果感到用手执线不方便，也可选用牙线支架将牙线固定在支架后，帮助清洁邻接面牙间隙。

08 常用口腔检查工具

有些孩子或是家长对口腔医生使用的检查工具很感兴趣，经常提出："医生，这些工具派什么用场？可不可以给我一套？"答："对不起，不可以的。一是不卫生，二是不安全。"

门诊上常规口腔检查器械，包括口镜、镊子、探针，称之为"三件套"。

（1）口镜：主要作用是方便肉眼观察口腔内组织。常用来牵引口唇、面颊或推压舌头，暴露所需观察的部位；利用口镜镜面聚光的特点，反映视线不能看到的部位以便观察；利用口镜作保护，以免切屑牙体组织时，车针、片切片等器械碰伤或割伤牙龈、颊黏膜、舌体等组织；口镜柄还可派作牙齿叩诊之用。

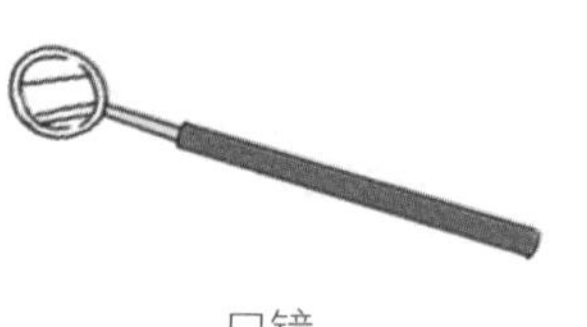

口镜

（2）镊子：主要作用是夹持物品。夹持敷料、药物、车针，以及腐败组织和异物；夹持牙齿检查其松动度；镊子柄端同样可以派作牙齿叩诊之用。

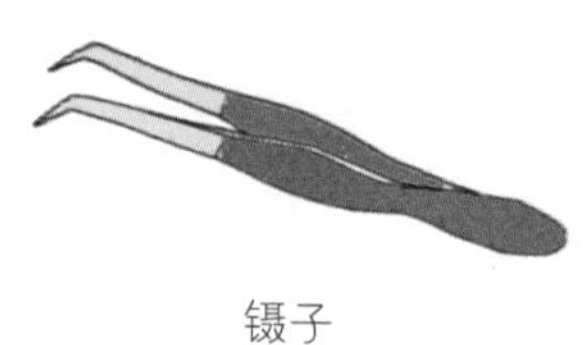

镊子

（3）探针：主要用来探查和探测牙体和牙周健康状况。利用探针一头弧形、一头弯角形的两头尖端探查牙面的点隙裂沟等部位是否发生龋损，还可探测龈下有无牙石和牙周袋深度。

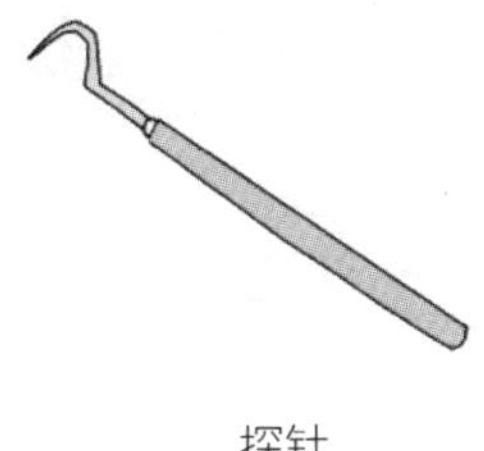

探针

每位病人检查时都需要配置一副“三件套”，使用完后按照卫生行政管理部门医疗废弃物管理规定，作专业处理。

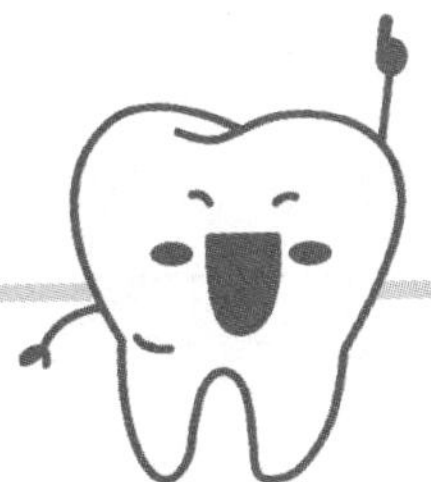

09 儿童要不要洗牙

答案是肯定的，儿童也需要洗牙。“洗牙”医学上称为龈上洁治术，目的是用洁治器械去除龈上和龈沟内牙石、牙菌斑、色渍，并对已洁牙面进行磨光处理，延缓牙菌斑和牙结石再度沉积的时间和量。

之前说过牙结石是由牙菌斑、食物残屑、软垢在牙面上附着沉积，与唾液中的矿物质结合，逐渐钙化形成的。牙结石表面比较粗糙，与牙面附着更为紧密，一般刷牙是根本刷不掉的，坚硬的牙结石对牙龈产生机械性的压迫，造成牙龈血液循环不良、抵抗力降低，又有利于牙菌斑黏附和细菌繁殖，细菌的代谢产物侵犯牙周组织，牙龈充血肿胀、糜烂出血，严重时还会发生牙齿疼痛和松动。因此，牙结石对牙周组织的危害很大，清除牙结石是治疗牙周疾病的重要基础疗法，也是维护牙周健康的首选措施。

定期到口腔医院请医生进行洗牙非常重要，最好半年至一年去医院洗牙一次。洗牙可使用手用器械，也可使用超声波洁牙机，清除龈上和龈沟内牙结石。洗牙过程中可能会有轻微的出血和酸痛，但不会伤及牙龈和牙齿，更不会造成牙缝稀疏和牙齿松动。洗牙后有些人感觉牙缝变大了，牙齿对冷热也比较敏感，这是由于原来牙石嵌塞在牙缝，机械性压迫和刺激牙周组织，导致牙周组织萎缩，当牙石从被嵌塞的牙缝中清除后，自然感觉牙缝似乎变大的空落感。洗牙后，还要用软毛牙刷刷牙，进一步清除牙石残留物，也起到光滑牙面的作用。没有了牙结石压迫的牙龈会逐步恢复与牙齿的附着关系，没过几天也就适应了因牙结石清除后带来的牙缝空落感。

定期洁牙是一项国际认可普遍采用的牙周疾病基础治疗技术，是维护牙周健康的一项必需措施，我国已将洗牙纳入基本医保费用报销范围。

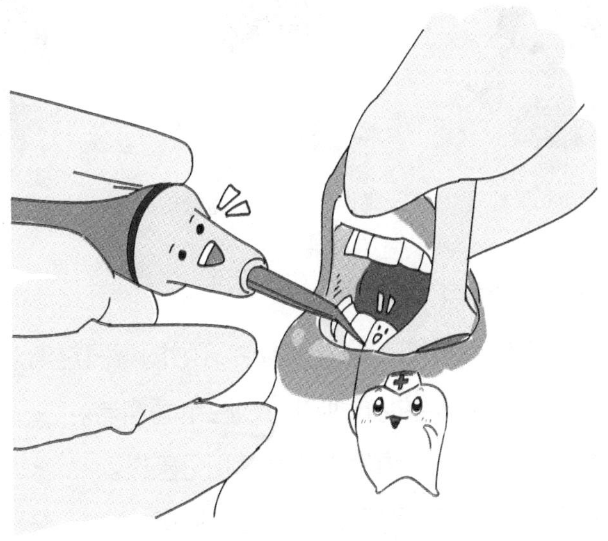

洗牙

10 儿童可以使用电动牙刷吗

刷牙的目的

- 清洁牙齿：有效去除牙菌斑
- 按摩牙龈：促进牙龈血液循环

刷牙三要素

- 正确的刷牙方式
- 3 分钟刷牙时间
- 适当的刷牙力度

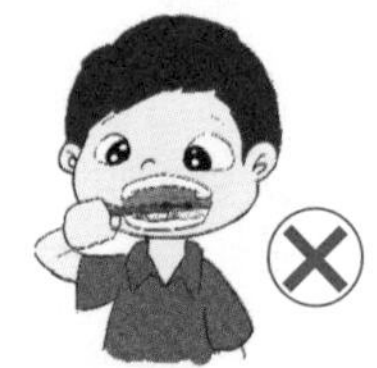

拉锯式横刷，
损伤牙龈和牙釉质

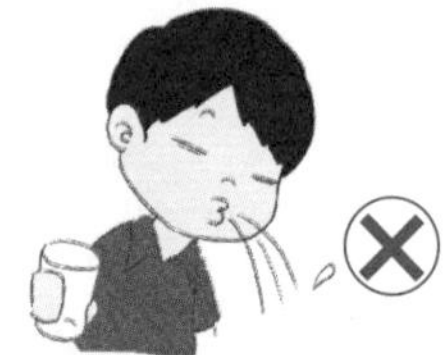

平均时长 30 秒，
清洁不到位引起龋齿

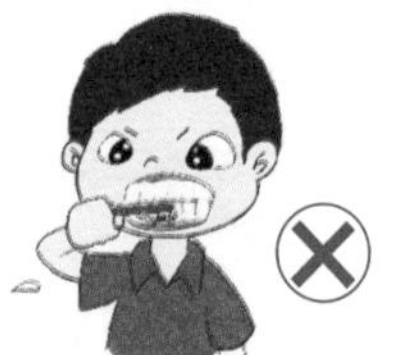

使劲用力刷，
会导致牙龈出血

不正确的刷牙方式

电动牙刷的优点

- 高频的刷毛震动：深入齿缝、牙龈沟等日常清洁无法深入部分，更深层彻底地进行口腔全面清洁。
- 智能定时：有效清除残留食物和牙菌斑。
- 控制力度：减少对牙齿和牙龈的损伤。
- 方便省力：提高刷牙清洁效率。

因此，如果有一款适合儿童使用的电动牙刷，就可以让孩子的口腔保健事半功倍。

11 如何选择儿童专用的电动牙刷

● 柔软的刷毛

儿童需要使用纤细柔软的刷毛，保护孩子尚在发育中的牙齿和娇嫩的牙龈，降低使用过程中对齿面和牙龈的磨损。

● 丰富的植毛量

太少的植毛量，会让清洁的效率变低，更不利于刷头压在齿面上力量的有效分散。

● 安全的材质

食品级、不含双酚 A 和荧光剂，同时拥有国际安全认证。

● 灵活的刷头

要选用适合儿童口腔的小刷头，最好是能根据使用儿童的年龄段，设有对应规格刷头的产品；还要能有效清洁外部牙齿和内部牙齿，以及齿缝和牙龈沟。

● 轻柔的震感

强力震动可能对儿童使用造成不适，轻柔的震感让孩子更加容易接受；有的电动牙刷模拟手动牙刷的声音和震感，能帮助孩子轻松上手，还有的在使用中逐步提升声波震动频率，达到声波清洁效果。

● 专业的手柄

符合儿童手掌握持特性，还要具有不会引起漏水损坏的防水性能和有效避免细菌威胁的抗菌功能。

● 趣味的设计

鲜艳的颜色，有趣的外观，容易吸引孩子的注意力，增添刷牙时的乐趣，帮助孩子养成刷牙的好习惯。

● 便利的充电形式

推荐接触磁吸式充电，既节省空间又更加安全，防止漏电问题。

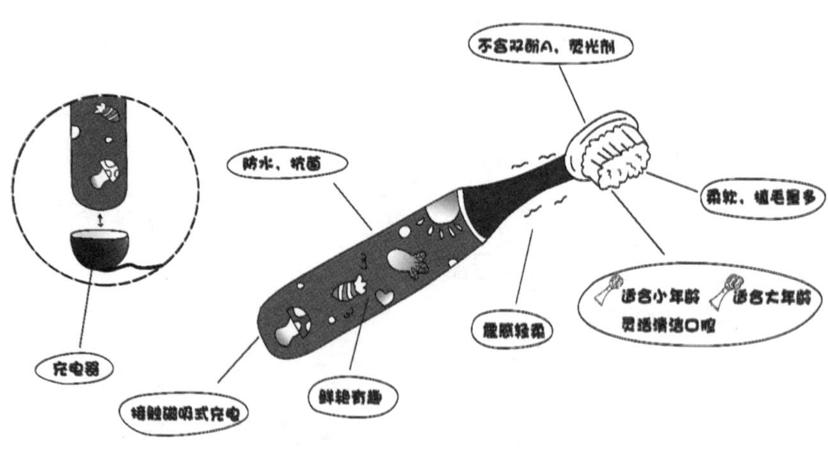

电动牙刷

12 儿童电动牙刷的使用方法

因为电动牙刷的频率和力度是固定的，儿童如果不能掌握合适的使用方法，容易损伤稚嫩的牙龈，甚至可能引发牙周炎、牙齿脱落等问题。

● 使用“圆弧法”

启动开关，以轻轻画圈的方式连续刷动。

● 缓慢移动

移动刷头，清洁口腔各处。不仅要清洁牙齿的外侧面，咬骀面和舌侧面也同样需要认真清洁。

● 掌握时间

有些电动牙刷设有 30 秒分段计时，每隔 30 秒牙刷会停顿一下，提醒更换清洁的区域，确保口腔内每一个区域都能均衡地得到有效清洁。刷牙时间达到 3 分钟后，自动停止。

如果仍有区域尚未清洁到位的话，可以继续启动清洁。

● 温水漱口

结束清洁后，用温水漱口 2 ~ 3 次，漱口次数勿过多，以免牙膏的有效保护成分被完全清除掉。

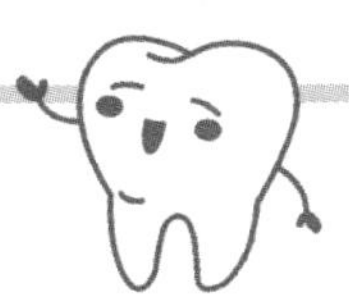

● 控制力度

由于儿童使用操控电动牙刷需要一定时间的熟悉和锻炼，所以需要日常刷牙过程中家长做好监督和辅助，帮助孩子在使用中调整力度，直至孩子逐渐养成独立正确使用电动牙刷的技能。

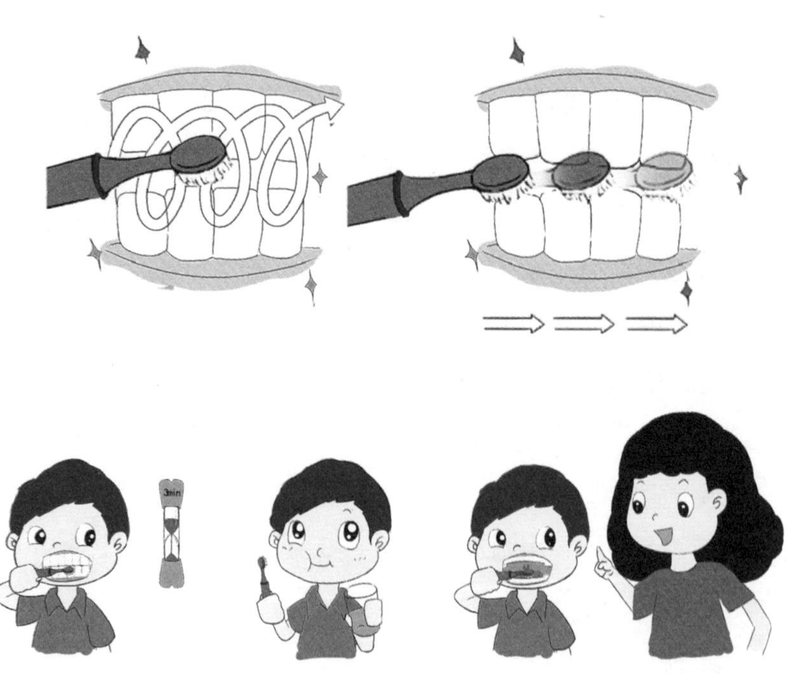

电动牙刷刷牙步骤

电动牙刷的日常保养

● 刷头

➢ 每次刷牙使用完毕，刷头需要用清水进行冲洗，防止牙膏泡沫残留腐蚀刷毛。

➢ 通过短暂开启的高频震动，自动甩干刷头内的水分。

➢ 刷头属于消耗品，刷毛的硬度和韧性会随着日常使用产生“疲劳”，导致清洁力有所下降。建议 3 个月左右进行更换，确保刷头具有理想的清洁能力。

● 手柄

机身需要经常使用清水冲洗，防止机身污垢残留，冲洗后用软布擦干存储。

● 其他

➢ 刷头和刷柄的结合部位，建议每周拆下刷头进行冲洗，防止内部污垢堆积滋生细菌，影响震动清洁效果。

➢ 建议将机身悬空放置，保持干燥。

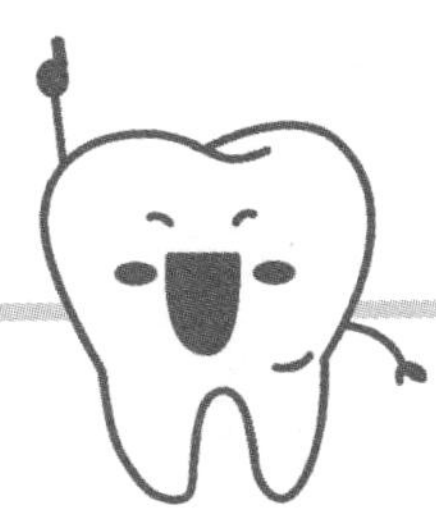

要点笔记

●牙菌斑会引起龋齿，损伤牙周组织，引发牙龈炎和牙周炎。早晚刷牙和餐后漱口能有效去除牙菌斑。

●牙结石既会损伤牙龈，也便于牙菌斑黏附。清除牙结石既需要良好的刷牙习惯，同时最好每年进行1次专业洁牙。

●恒牙排列不齐的矫正时期大约需要2年。

●定期洁牙是儿童也需要的一项基础治疗，建议每半年至一年洗牙一次。

我的笔记

图书在版编目（CIP）数据

0~7 岁口腔保健全攻略 / 李存荣编 . -- 上海 : 中国中福会出版社 , 2018.8
（一看就懂的育儿笔记书）
ISBN 978-7-5072-2452-8

Ⅰ . ① 0… Ⅱ . ①李… Ⅲ . ①儿童—口腔保健—基本知识 Ⅳ . ① R78

中国版本图书馆 CIP 数据核字 (2017) 第 110875 号

0 ~ 7 岁口腔保健全攻略

李存荣 编

出 版 人 余 岚
责任编辑 姜怡雯
装帧设计 孙 青

出版发行 中国中福会出版社
社　　址 上海市常熟路 157 号
邮政编码 200031
电　　话 021-64373790
传　　真 021-64373790

经　　销 全国新华书店
印　　制 上海新文印刷厂
开　　本 889mm × 1194mm 1/32
印　　张 4.25
字　　数 125 千字
版　　次 2018 年 8 月第 1 版
印　　次 2018 年 8 月第 1 次印刷
书　　号 ISBN 978-7-5072-2452-8/R · 11
定　　价 28.00 元